自分史上最高の柔軟性が手に入るストレッチ

極速伸展

世界最快有效的
伸展運動3.0

腦科學＋筋膜放鬆

僵硬的身體
馬上就能變柔軟

村山巧 著

陳光棻 譯

現在，伸展運動的世界邁入了新時代。

「**伸展1.0**」是「使勁、費力」的柔軟體操時代，關鍵字是「努力與毅力」。在一些知名的競技體操隊上，甚至曾經有過跳上正練習劈腿的選手背上，好拉開髖關節筋骨的儀式。

後來，進入了「**伸展2.0**」的時代。這是目前主流的伸展概念，關鍵字是「痛並快樂著」、「不勉強」、「穩紮穩打」、「緩緩呼吸」等。但只以這樣的方式要達到柔軟，需要較長的時間。

而本書要介紹的是「**伸展3.0**」的世界。這是從「**筋膜放鬆**」（myofascial release）和「**PNF**[1]**伸展**」這兩種科學途徑，以最快

的身體變柔軟的 伸展3.0

速度讓身體變柔軟的手法。是只有一小部分的花式滑冰選手、韻律體操選手、啦啦舞隊員才熟知的方法，可說是一種「**柔軟革命**」。

只要按本書的方法實踐，就能立刻實際感受到它的厲害。

1 PNF，proprioceptive neuromuscular facilitation的縮寫，一般譯為「本體感覺神經肌肉誘發術」。是指透過刺激本體感覺的方式來增進神經與肌肉的控制，促使肌肉獲得更進一步的伸展及拉長，增加關節活動範圍及柔軟度。

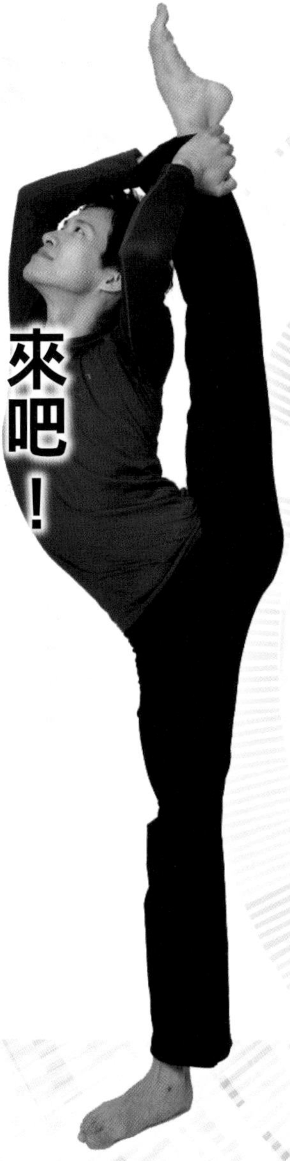

來吧！

你也能讓自己達到前所未有的放鬆與柔軟。

世界最快速讓僵硬

寫在前面

我的工作主要是以東京為據點舉辦伸展操講座，本書將介紹由我體系化、能在最短時間獲得驚人成果的伸展方法。

就如大家所知道的，市面上以伸展為主題的書籍不勝枚舉。但就我所知，絕大多數都是在不勉強自己的前提下，花時間慢慢進行，即所謂的「漸進伸展」。我認為「漸進伸展」看似以安全第一為考量，但拿開車來比喻的話，就是超級安全駕駛，好像無論何時何地都以低速檔（low gear）、時速三十公里行駛一般。

於此相對，本書要介紹的是在不受傷的前提下，將速限上限推到最高檔位、以個人極限速度行駛的方法。我稱這個伸展方法為「極速伸展（top gear stretch）」。

何謂極速伸展

極速伸展是以「PNF伸展」與「筋膜放鬆」為兩大核心，加上以我的指導經驗為基礎適當的編排設計，以在最短時間看見成效為目標，進化而成的伸展手法。

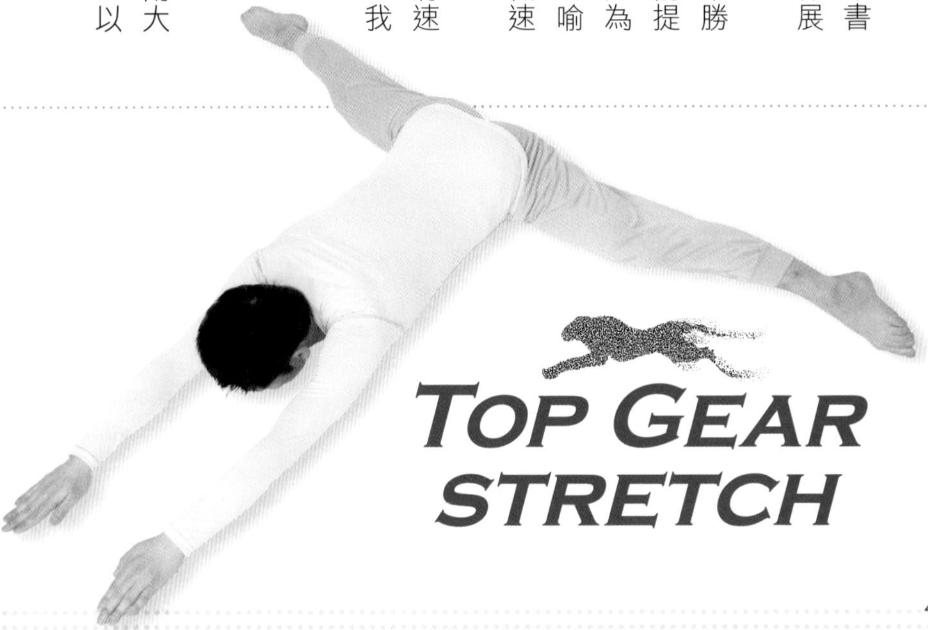

何謂PNF伸展

PNF原本是在復健領域中發展起來的肌肉訓練方法。透過讓肌肉強烈收縮後再放鬆，以刺激大腦的運動神經，在短時間內喚醒肌肉和關節原有的活動範圍，可稱作是以腦科學為基礎的方法。因此，本書將以PNF為基礎的練習稱之為「腦科學途徑」。

何謂筋膜放鬆

筋膜就如同包覆全身的緊身內衣，透過矯正歪斜的筋膜，讓肌肉和關節能夠正確活動的方法，就是所謂的筋膜放鬆。

包括舞者、職業運動選手等，在暖身和緩和運動中都廣泛採用了筋膜放鬆的手法，這表示了筋膜放鬆能有助於提升柔軟度。本書將以筋膜放鬆為基礎的練習稱之為「筋膜途徑」。

筋膜途徑（筋膜放鬆） × **腦科學途徑**（PNF伸展）

七人大挑戰！

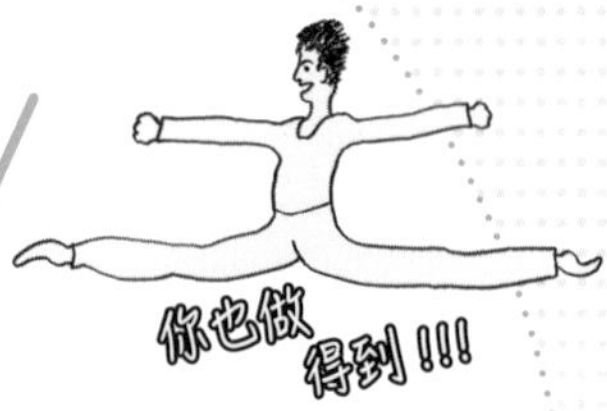

極速伸展 衝擊的 BEFORE AFTER

我們讓年齡、性別、運動經驗各不相同的七個人，
體驗了本書介紹的「極速伸展」。究竟成果會如何呢！？
※結果會因人而異。

BEFORE

AFTER

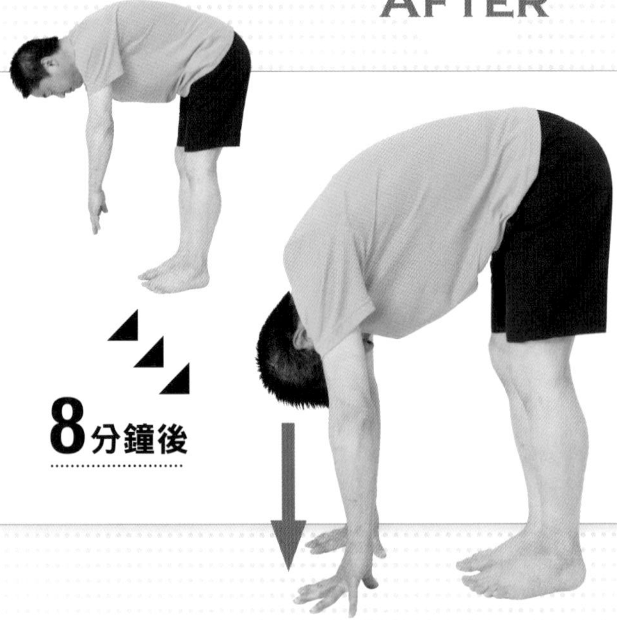

8分鐘後

小川 豐 先生（**57歲**）

〔運動經驗〕
獨輪車全程馬拉松

本人的感想

—

對自己身體的僵硬程度有無比的自信，卻沒想到在這麼短的時間內，手指竟然能碰到地板了，實在是飽受衝擊。

主要進行的伸展

P.61 P.91 P.114 P.123

BEFORE

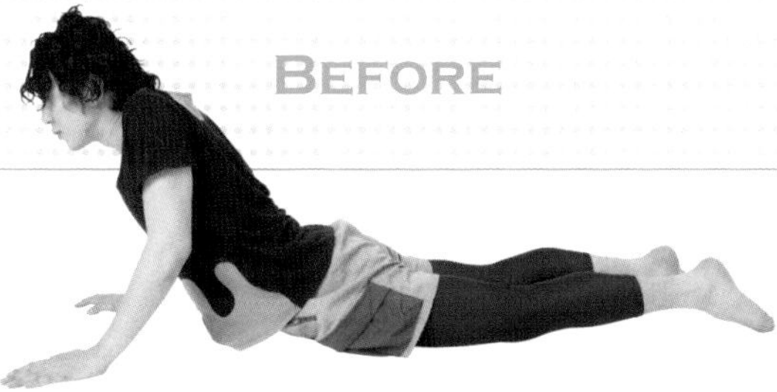

15分鐘後

AFTER

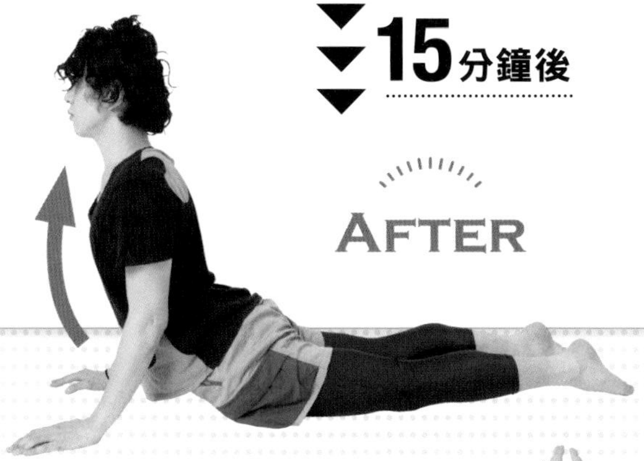

星川 大輔小姐（37歲）

〔運動經驗〕
花式滑冰選手

本人的感想

—

只要做了就一定會有效果！不可或缺的是正確的方法與持之以恆。

主要進行的伸展

P.60 P.61

BEFORE

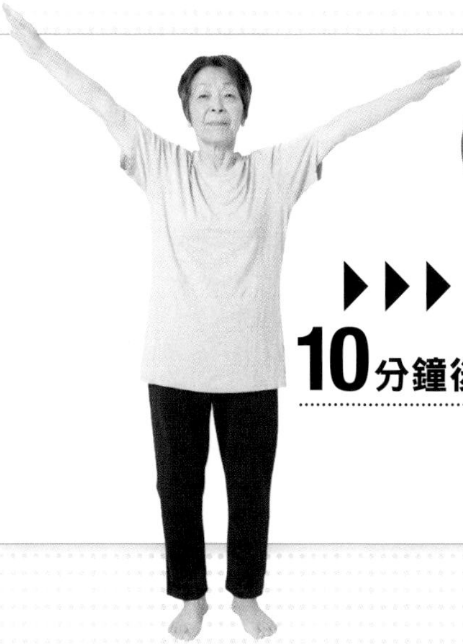

AFTER

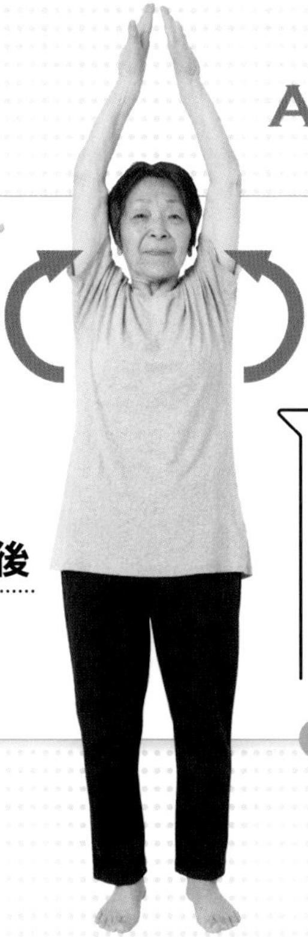

10分鐘後

R.H女士（73歲）

〔運動經驗〕
無

本人的感想

—

只是肩頸周圍做了幾分鐘的按摩，手就能夠毫不費力地舉起，讓我大吃一驚！

主要進行的伸展

P.41 P.44 P.45

BEFORE

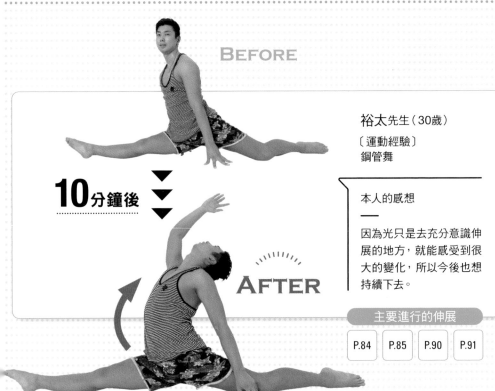

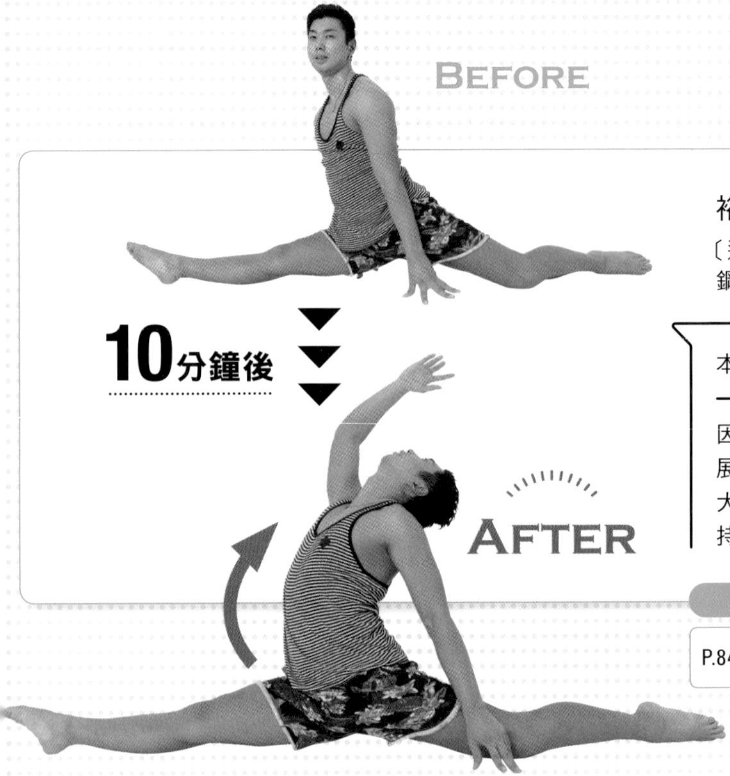

10分鐘後

AFTER

裕太先生（30歲）

〔運動經驗〕
鋼管舞

本人的感想

—

因為光只是去充分意識伸展的地方，就能感受到很大的變化，所以今後也想持續下去。

主要進行的伸展

P.84 P.85 P.90 P.91

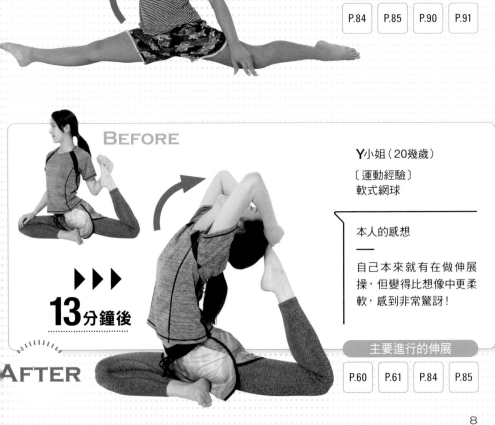

BEFORE

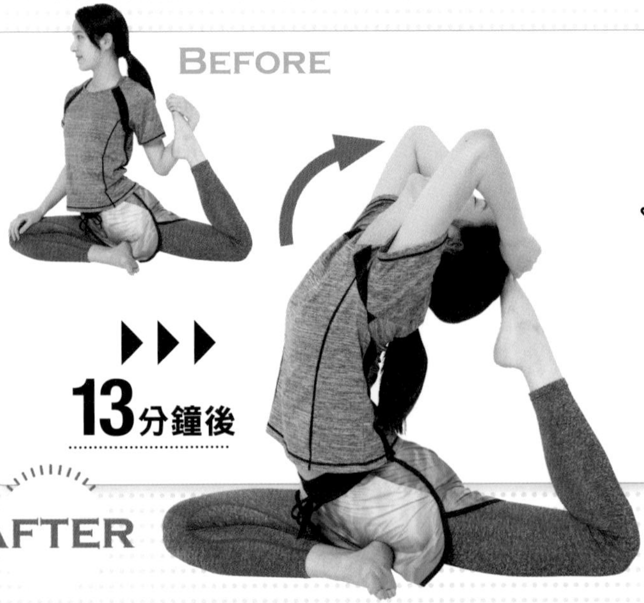

13分鐘後

AFTER

Y小姐（20幾歲）

〔運動經驗〕
軟式網球

本人的感想

—

自己本來就有在做伸展操，但變得比想像中更柔軟，感到非常驚訝！

主要進行的伸展

P.60 P.61 P.84 P.85

BEFORE

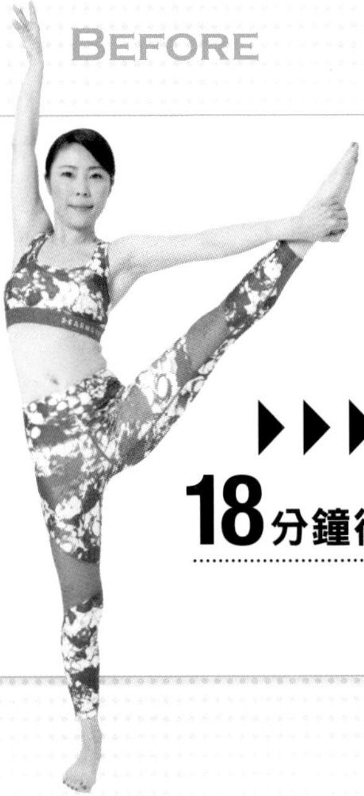

18分鐘後

AFTER

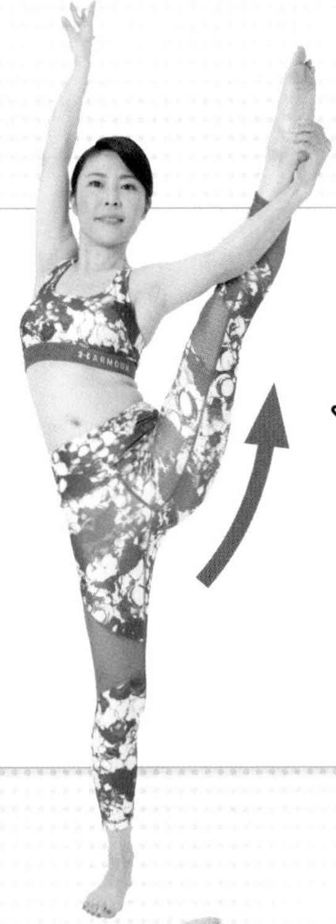

藤原悅子小姐(44歲)

〔運動經驗〕
騷沙舞、舞蹈

本人的感想

—

年過四十歲才開始練習伸展運動，但確實能感受到如果不疾不徐、踏踏實實地去做，僵硬的肌肉也一定會變柔軟。

主要進行的伸展

P.91 P.100 P.101

BEFORE

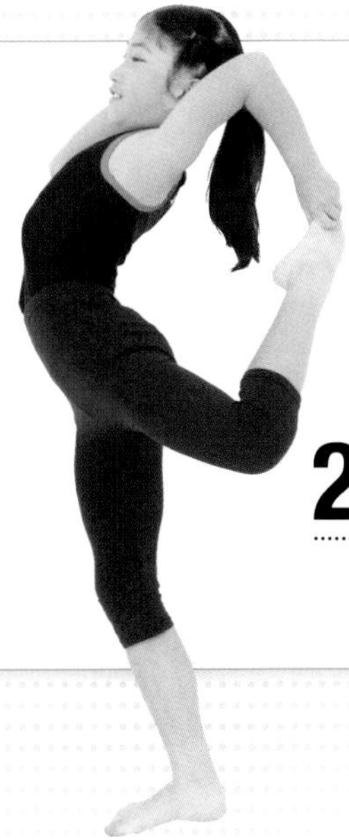

20分鐘後

AFTER

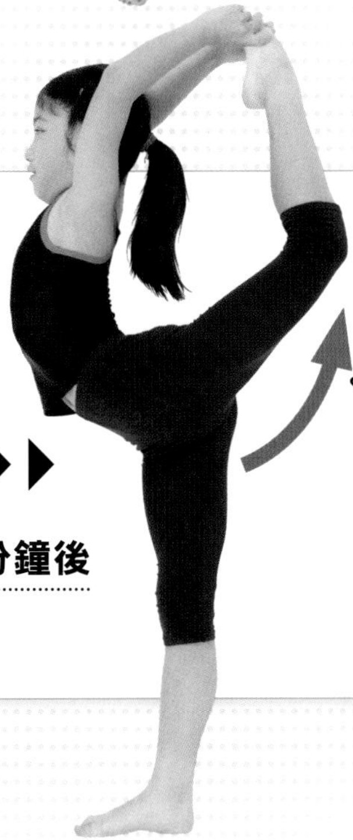

小谷英菜小姐(9歲)

〔運動經驗〕
芭蕾、韻律體操

本人的感想

—

明明一直都很努力卻還是無法變柔軟，這次沒想到一眨眼的功夫就做到了!

主要進行的伸展

P.84 P.85 P.90 P.91

本書架構

CHAPTER 1 準備運動

雖然是老生常談，但為了讓伸展更有效果，事先讓身體從骨子裡暖和起來非常重要。我在這裡要介紹的是「動態伸展」（dynamic stretching）。即稍微運用反作用力，讓構成身體核心的軀幹、髖關節與肩胛骨能大幅活動的運動。

CHAPTER 2 部位別伸展

此為本書的主要部分。把身體分為十二個部分，分別介紹不同部位的腦科學途徑與筋膜途徑伸展方法。也刊載了各種不同的應用變化，所以你也能按照自己的方式重新編排設計。此外，也會介紹效果更好的的雙人伸展。

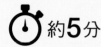

腦科學途徑
約12秒

筋膜途徑
約5分

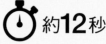

無論是單人或雙人伸展，只要習慣之後就是很簡單的動作，有些動作可能光靠照片不容易理解，所以我也準備了影片版本，掃描CHAPTER2各部位別的QR CODE即可觀賞。

此外，後文會出現幾樣專用的器材，但可以使用身邊既有的東西代替。詳情請看第26頁。

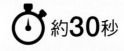

CHAPTER 3 挑戰計畫

是CHAPTER2的應用篇。精選六個最常被學員要求示範的姿勢，介紹練習的方法。與CHAPTER2不同，都是實際的動作，所以必須綜合伸展全身的各個部位。必須冷靜地觀察自己的身體，一邊確認何處是極限，一邊追求更高的目標。該如何進行，請依照下圖的流程。

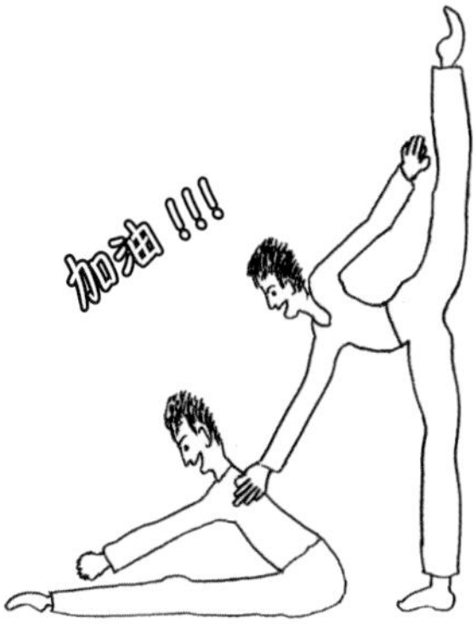

靜態伸展

不運用反作用力，維持伸展後的狀態。

約30秒

確認成果

以此為一個循環，重複二～三次。用智慧型手機紀錄下BEFORE與AFTER的照片，會成為很好的動力。

CONTENTS

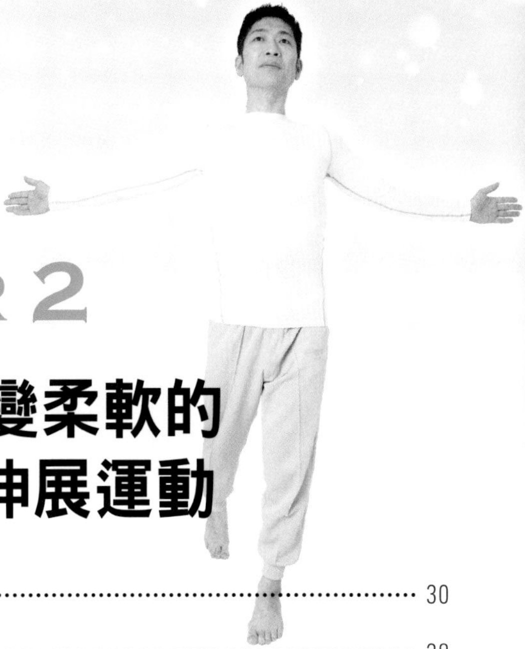

CHAPTER 2

部位別・讓你變柔軟的世界最快極速伸展運動

CHAPTER 3

試著挑戰
高難度姿勢！

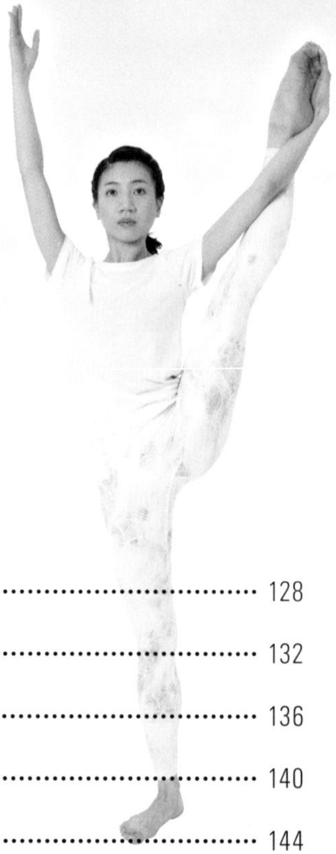

【進行本書練習時的注意事項】

- 請勿在身體不適、發燒、關節或肌肉疼痛時，懷孕期間、飲酒後進行練習。
- 有高血壓、心臟病等宿疾者，治療期間請勿進行練習。
- 出現強烈疼痛時，不要勉強，請立即停止。
- 請配合自己的柔軟度，在不勉強的範圍內進行。
- 姿勢不穩定時請小心不要跌倒，請利用牆壁等輔助，不要勉強，在安全的狀態下進行。

協力者簡介

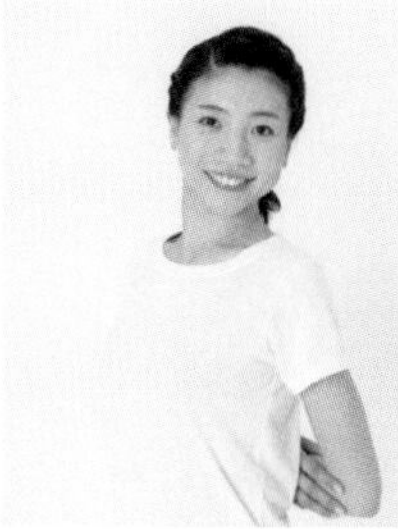

女性示範者 石沢美希（28歲）

六歲開始學習芭蕾，曾在美國帕薩迪納舞團（Pasadena dance theatre）習舞兩年。在東京都內各處進行芭蕾、伸展運動的指導。提供符合從幼兒到成人不同程度的課程，獲得公認的好評。

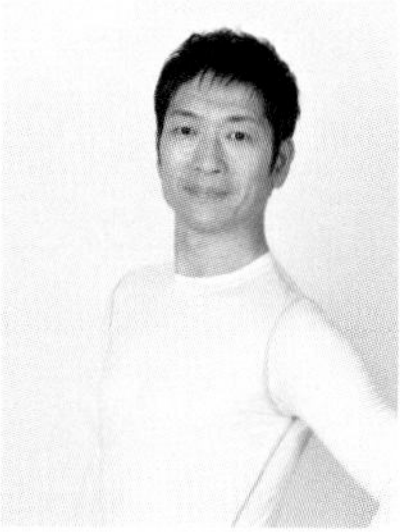

男性示範者 早田孝司（47歲）

擁有競技體操、空手道、少林寺拳法、健身操、芭蕾等經驗，以自己的方式擁有了極高的柔軟度。從解剖學和腦科學的觀點，致力於以理論為基礎提高柔軟度與強化肌力的方法。經營伸展操與肌力訓練的資訊網站「Villa Body」。

插畫家（各部位、P155～P157）

前島一仁 仁友社股份有限公司 董事長

擅長寫實的筆觸，從事企業宣傳冊、商品包裝等所有與廣告相關的設計。

攝影師

浅野里美 Photorythm代表

擅長個人形象攝影、試鏡照等，是能充分發揮客戶原有魅力的攝影師。

造型師

丹羽晴美 HARU股份有限公司 董事長

在東京都內經營全方位美容沙龍。以髮型&化妝師的身份，活躍於電視節目、CM、雜誌等眾多領域。

設計師

華本達哉、久保洋子

負責本書日文版設計、DTP。

本書的使用方式

本書介紹的伸展運動，基本上都是即使只有一個人，
也能利用身邊的器材進行的運動。
但如果有專業器材或輔助者，效果就會倍增。

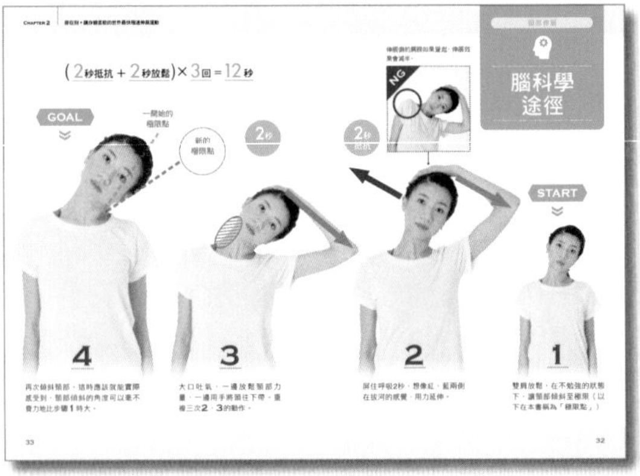

要意識到的，
或是需要出力抵抗的方向

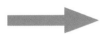

施加壓力的方向

伸展的部位

應用

即便動作幾乎相同，只要稍微改變身體的方向或手握的方式等，伸展的部位就會有所變化。

UP

若有強度更高的動作時會加以介紹。想在短時間獲得較高柔軟度時，請挑戰看看。

POINT!

為了有效進行伸展，希望讀者注意的重點。

雙人

當有輔助者時，就能做到更有效的伸展。

DOWN

當身體依舊僵硬、覺得主要內容裡介紹的伸展太難時，請參考這個部分。

容易犯的錯誤、讓伸展效果減半的姿勢。

CHAPTER 1

提高伸展效果的準備運動

為了讓伸展效果最大化，準備運動不可或缺。
在這一章裡要介紹稍微運用反作用力，
讓軀幹、髖關節與肩胛骨等身體核心部位能大幅活動的
「動態伸展」。

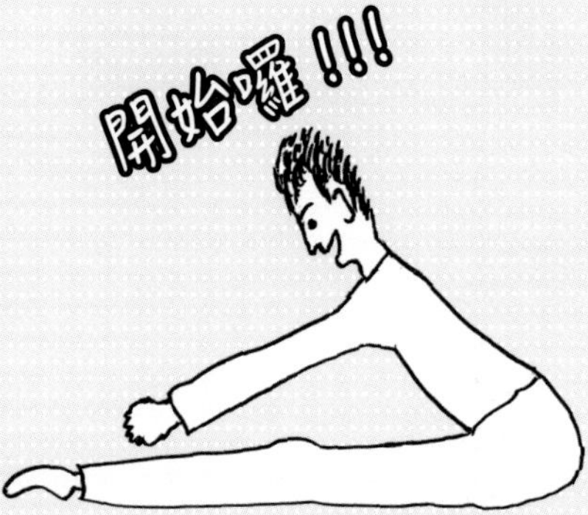

為什麼身體會變得僵硬？

你是不是很容易就把問題推到老化上，覺得「因為年紀大了，僵硬也是沒有辦法」？

然而，身體變僵硬的真正原因並非老化，而是因為伸展不足。

人體沒在使用的肌力或機能，本來就會不斷地退化（用比較艱澀的說法就是「廢用性萎縮」〔disuse atrophy〕），這與年齡無關。

舉例來說，即使是對自己肌力很有自信的二十歲男性，如果腿部骨折用石膏固定，一整個月都躺在醫院，腿也會變得令人不可置信的細。相反地，就如同也有八十歲的爺爺級健美運動員一般，只要每天鍛鍊，就算是高齡者，肌肉也一樣會增加。

身體的柔軟度也是一樣的道理。也就是說，不管幾歲，若把伸展當做每天的習慣，即使是高齡者，身體也會變得柔軟；反之，就算是年輕人，身體一樣也會僵硬。實際上我也見過有真實的案例：定時上伸展課程的七十五歲婆婆，後來也能輕而易舉地劈腿了。

若沒有有意識地每天進行伸展，不是日常生活中必

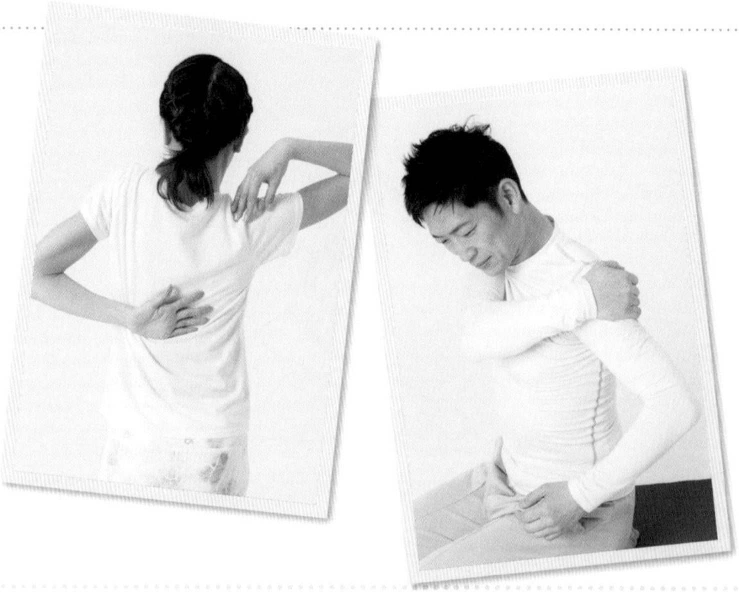

須的柔軟度就會不斷地流失，曾經再怎麼努力鍛鍊過的人，最後也會慢慢地變成「普通人」。

也不要忘了肌力訓練

關於肌力訓練的部分，請參考個別比賽項目的專業書籍，但請不要忘記肌力訓練與伸展運動對增加肌肉都是不可或缺的要素。

簡單來說也就是——

肌肉的收縮＝肌力訓練
肌肉的放鬆＝伸展運動

所以，伸展運動和肌力訓練是一體兩面，是為了打造柔軟且耐操的肌肉的兩大核心。

本書採廣開本（Codex）的方式裝幀，不需要用力按壓就能保持攤平。當然，這是考量到能讓讀者更容易一邊看書一邊練習，但也隱含了我們的小小心願，也就是希望有一天您也能輕鬆地劈開雙腿，就像翻開這本書一樣。

那麼就從鬆開、暖和身體的準備運動開始吧。

準備運動
軀幹

為了提高伸展的效果，事先暖身非常重要。

一般常說，洗完澡後是提高伸展效果最好的時機。這是因為筋膜溫暖就容易伸展。

因此，我要介紹能在短時間內讓身體從內到外暖和起來，並能大幅活動軀幹、髖關節、肩胛骨的「動態伸展」運動。

首先是軀幹的準備運動，大致可分為前後、左右、扭轉這三個方向的動作。

在準備運動時，稍微利用反作用力，讓活動的幅度變大，這對讓身體從內到外暖和很重要。

這裡介紹的，都是大家相當熟悉的動作，但只要在動作時稍微多注意一些地方，伸展的效果就會比以往更好、更有感覺。

前彎後彎

上半身向前彎曲時，有意識地把尾骨高高地往正上方頂。想像成把身體對折，應該就能感受到大腿後側的伸展。

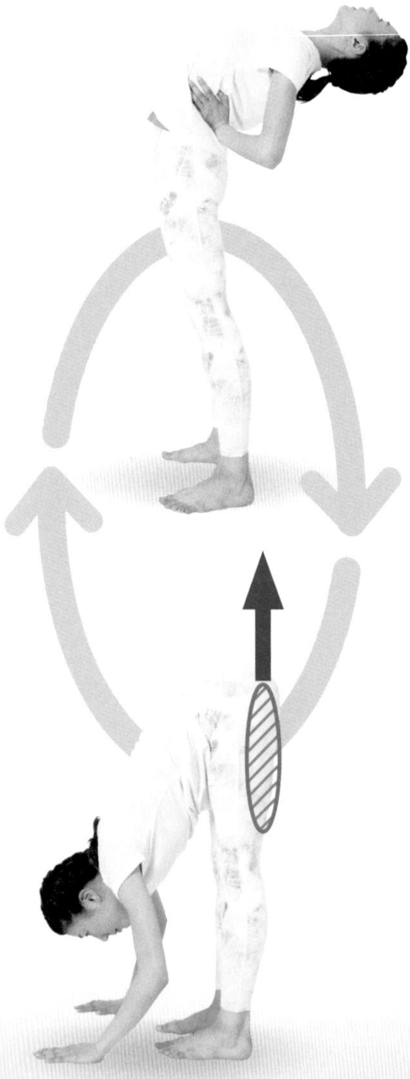

扭轉軀幹

不是只要覺得好像有扭轉到軀幹就可以，而是要先轉動臀部，再有意識地依序從肚臍、劍突下方、胸部、肩膀直到臉部，讓旋轉面確實地由下往上旋轉，就能感覺到可動範圍慢慢變廣。

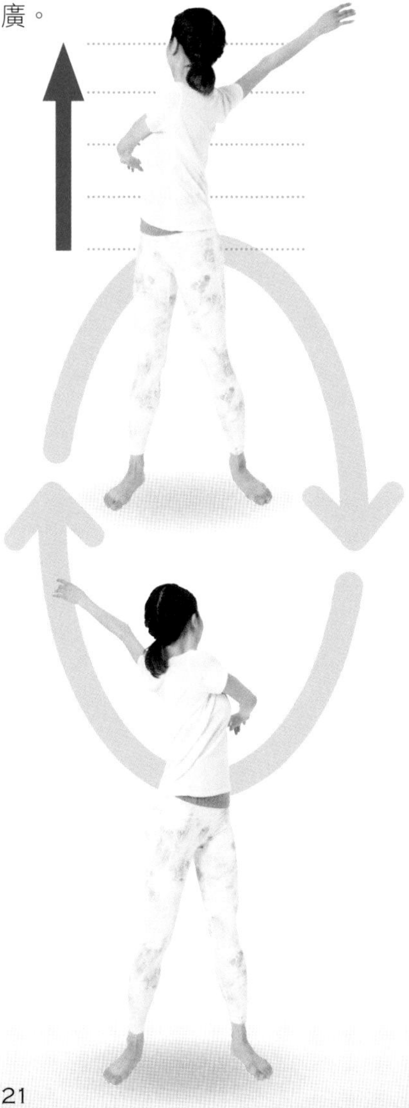

左右側彎

在動作的時候，可以想像成你的手正要往上伸抓住位於高處的東西。同時把視線望向遠方，有意識地一邊伸展背部，一邊把手伸往遠處。而且要注意伸展側的腰部位置不要跟著抬高。

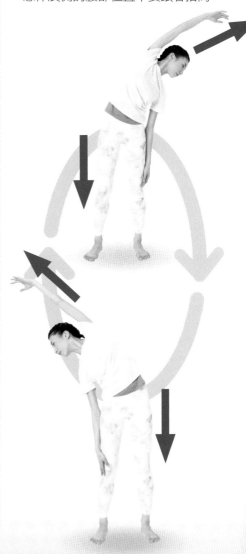

準備運動

髖關節

髖關節是走路、跑步、跳躍等下半身動作的起點，是非常重要的部位。髖關節的準備運動，大致可分為前後抬腿、外側抬腿、旋轉這三個方向的動作。

無論進行哪一個動作都要去意識讓上半身像是被提起來一樣，並且同時抓住椅子或桌子穩定上半身，再開始大幅度活動。動作時，要想像把腿從髖關節拔出來的感覺，就能將可動範圍發揮到最大極限。由於版面有限，書上的照片只顯示左右兩側中的某一側，但請記得兩側都要伸展。

前抬後抬

想像從脊椎被往上提的感覺。尤其要注意，腿向前抬的時候，腰不要跟著彎。如果只意識到要抬腿，又忘記上半身要往上延伸，這樣從臀部到大腿後側的伸展就沒有效果。

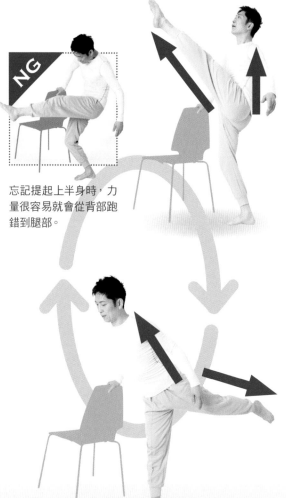

忘記提起上半身時，力量很容易就會從背部跑錯到腿部。

大幅旋轉

抬腿往身體側邊轉時，要從髖關節開始向外旋轉；抬腿往內回到身體前側時，髖關節則要向內旋轉。也就是說，當你的腿轉向身體外側時，腳尖要朝外；轉向前側時，腳尖往內。向外旋轉、向內旋轉都要做。

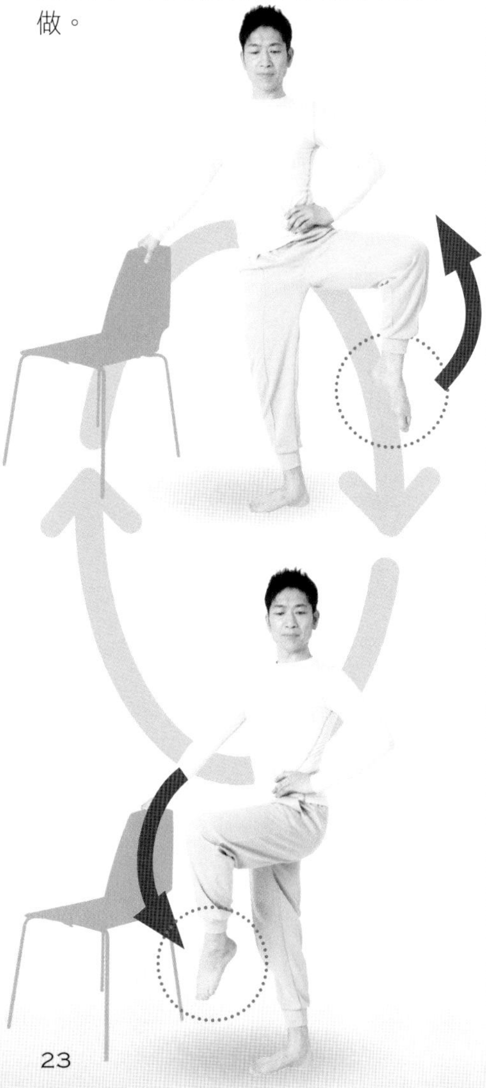

外側抬腿

抬腿時由髖關節向外旋轉；放下腿、兩腳交叉時，則是向內旋轉。你可以記成外舉時外八、放下交叉時內八。

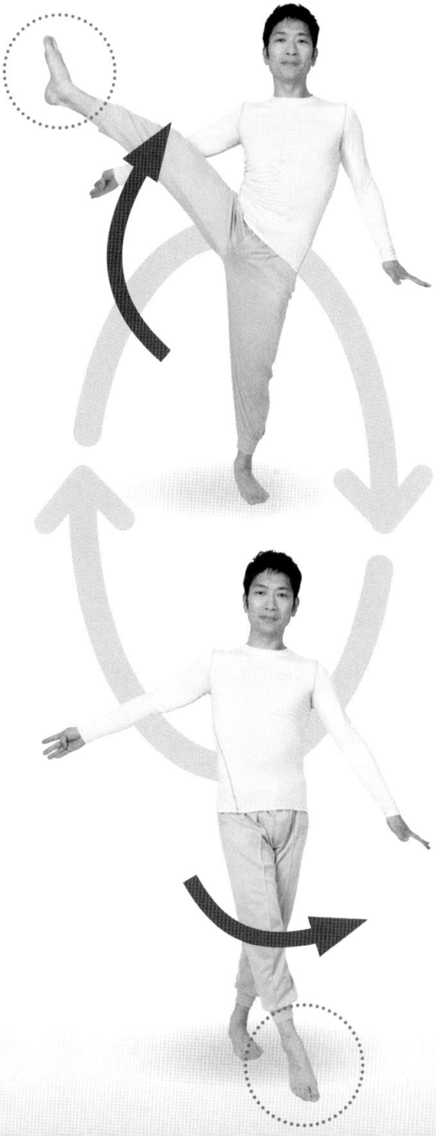

準備運動 肩胛骨

手臂上下擺動

左右手臂交互上下擺動。有意識地把手臂伸長，想像手伸向遠方。

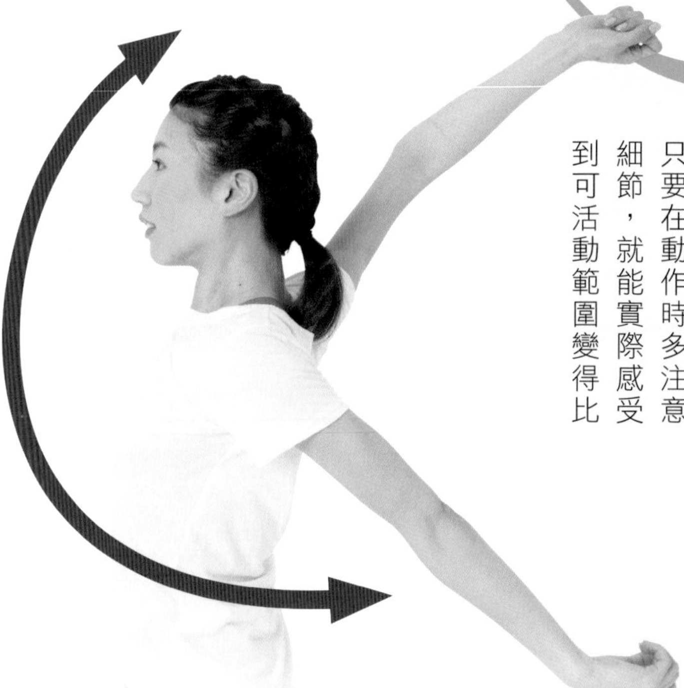

進行過軀幹、髖關節準備運動的讀者都會發現，這些都是我們很熟悉的動作。雖然如此，但只要在動作時多注意細節，就能實際感受到可活動範圍變得比以往更大。

肩胛骨是活動手臂時，會朝各個方向大幅度活動的大骨頭，當肩胛骨的活動受限時，手臂、骨盆甚至是全身的可動範圍也會跟著變小，所以一定要好好地活動肩胛骨，讓身體溫暖起來。

這裡介紹的基本動作包括，手臂上下擺動、張開雙臂、旋轉肩膀的練習。

可以稍微運用反作用力，最重要的是能夠大幅度、有節奏地活動肩胛骨。

在動作時，要感覺就像是把手臂從肩胛骨拔出來一樣，朝遠處大幅度活動，這樣手臂的動作就會變大，也會充分活動到肩胛骨。

旋轉肩膀

大幅度地旋轉肩膀。時時有意識地將手肘朝向遠方。左右兩側都要分別做向內旋轉與向外旋轉的動作。

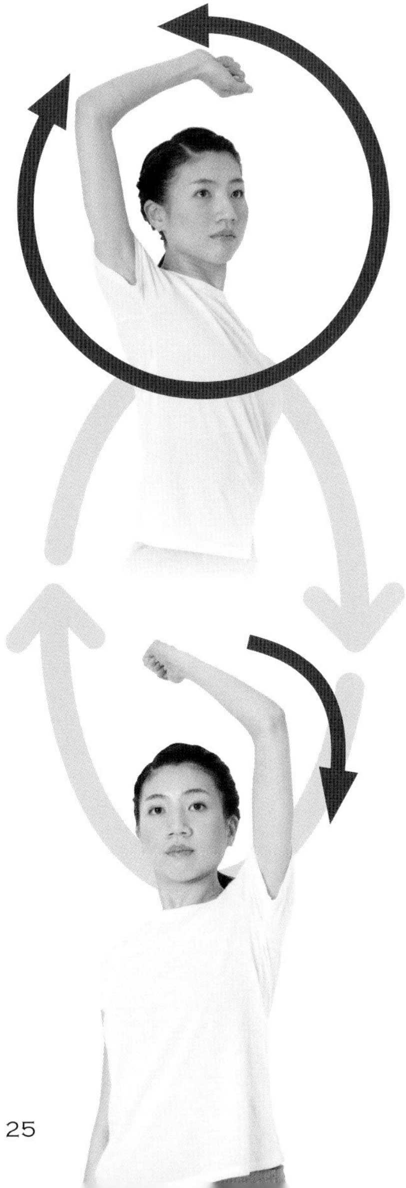

張開雙臂

張開手臂大幅度地往斜角伸展。有意識地把手臂伸長，想像手伸向遠方。胸部的肌肉也會因而獲得伸展。

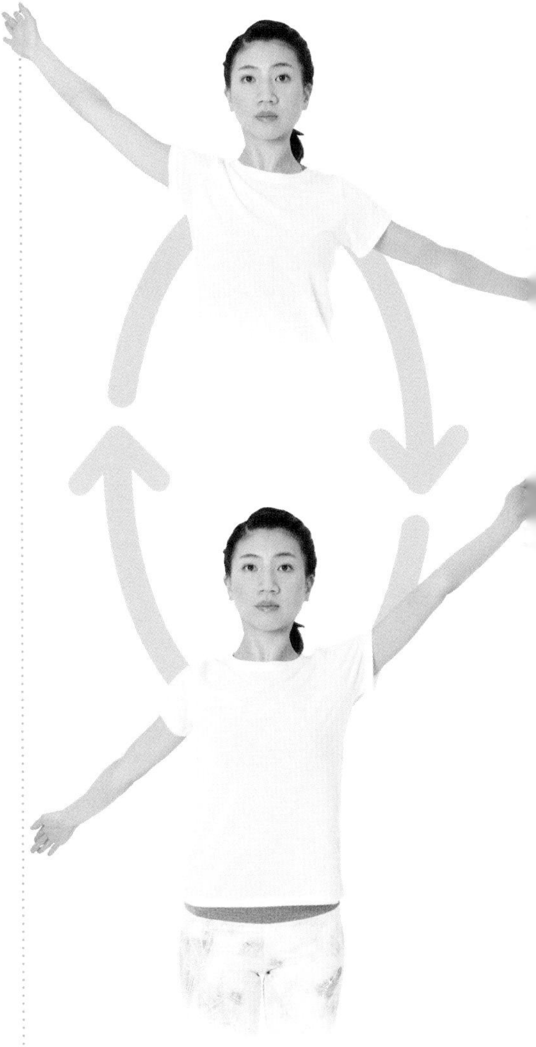

使用的器材

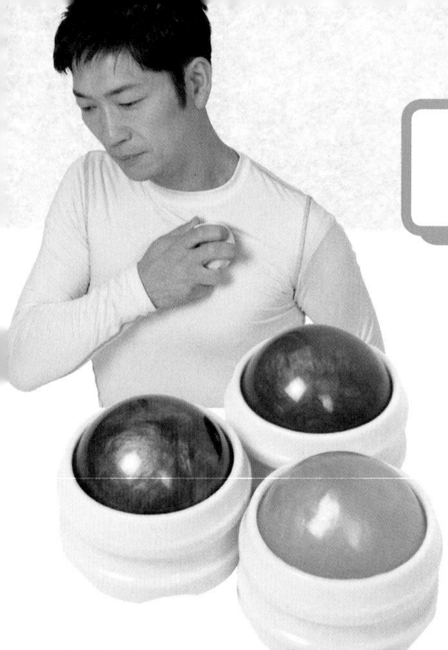

本書中使用了多樣在短時間內能提高伸展效果的器材。由於也可以用日常生活周邊的物品代替，所以手邊沒有相關器材時，請試著動動腦筋，看看有沒有什麼身邊的物品能夠派上用場。除此之外，本書也使用了瑜珈墊或椅子等。

按摩球

按摩球的球體部分可以分別自由轉動，所以能夠準確按摩到定點。也可以用高爾夫球或網球來代替。

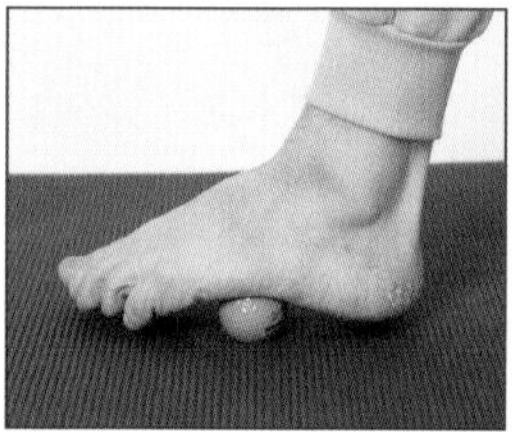

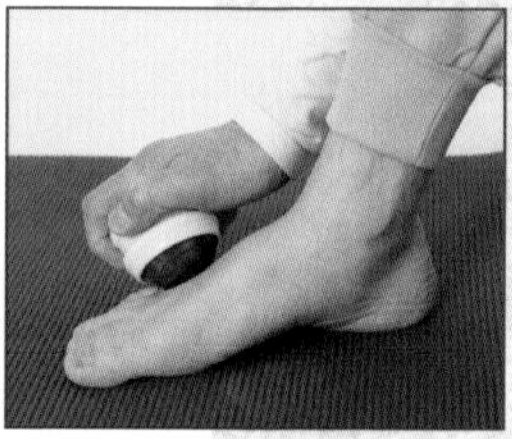

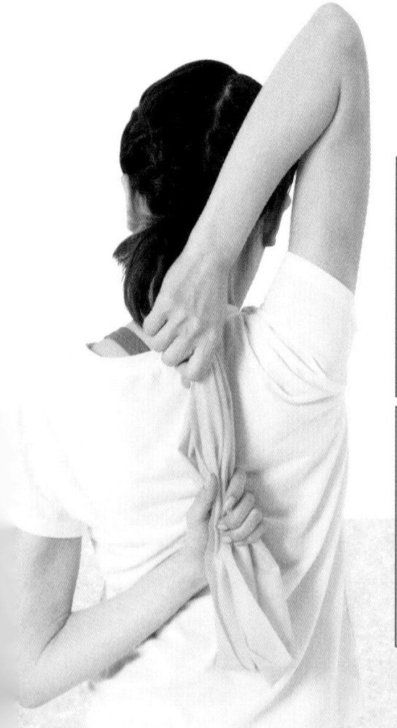

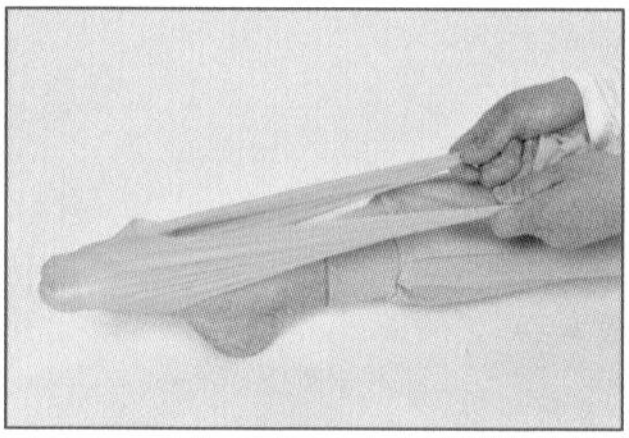

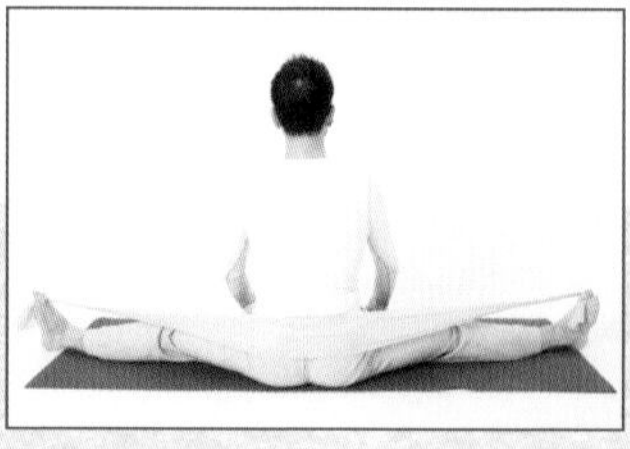

彈力帶

透過調整長度，可以配合姿勢改變負荷（負重）。因為彈力帶沒有什麼伸縮性，所以也可以用毛巾等替代。

按摩滾輪棒

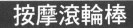

滾輪的部分可以單獨滾動，是能輕易使用的工具。也可以用保鮮膜的硬紙軸心代替。

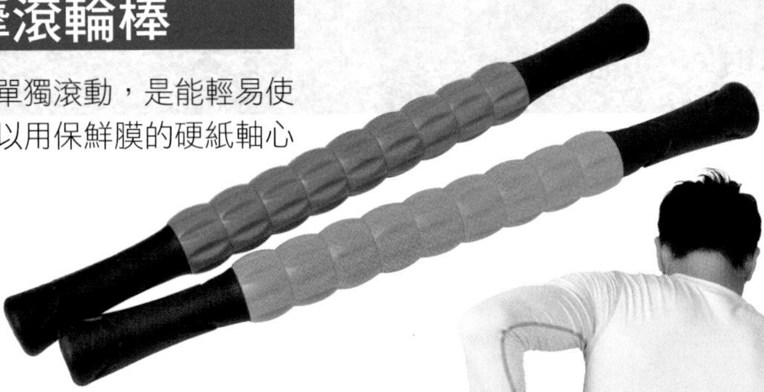

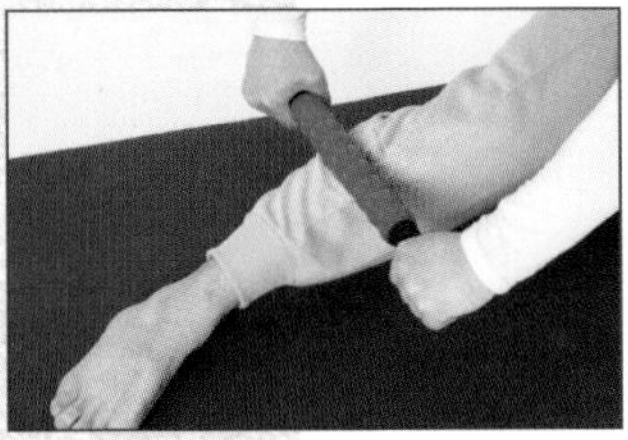

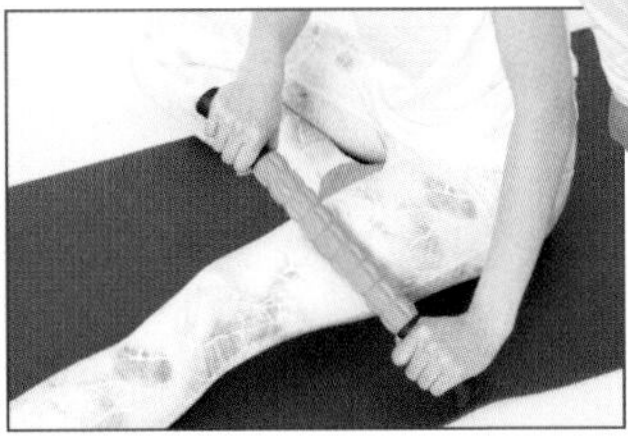

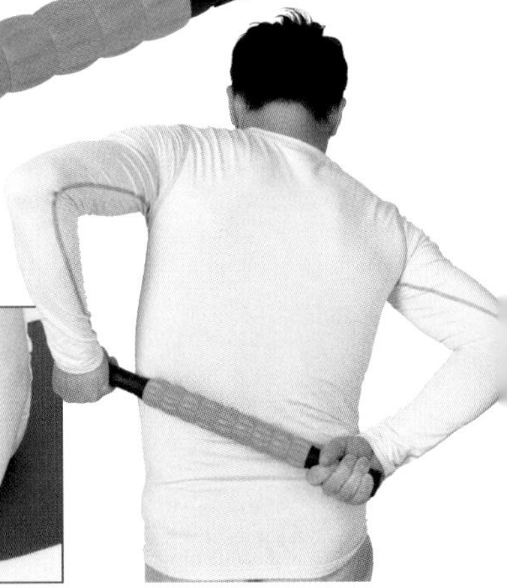

按摩滾輪

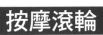

凹凸不平的部分可以推開筋膜。專業舞者都會使用。也可用啤酒瓶或捲起的浴巾來代替。

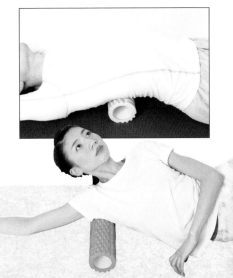

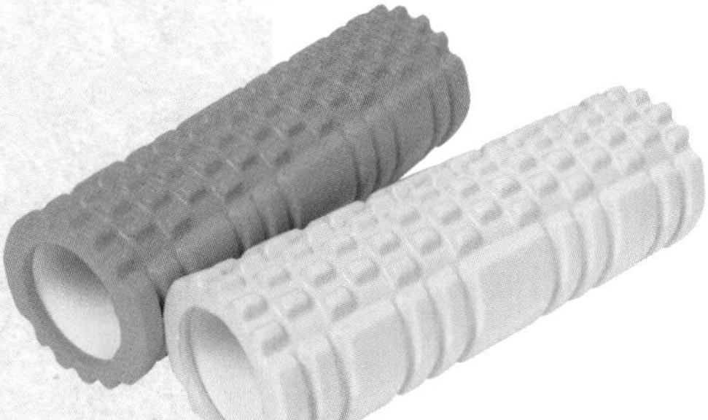

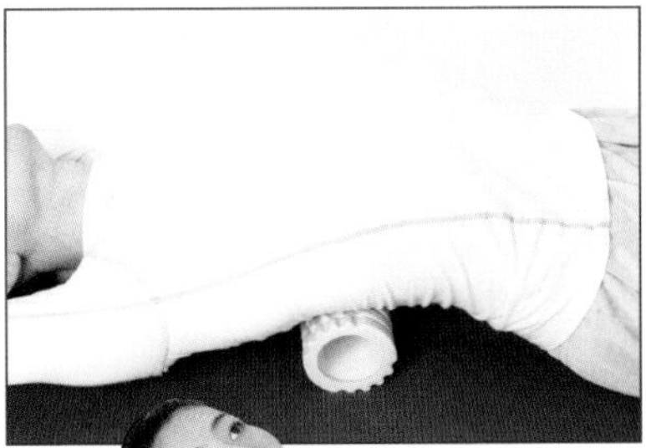

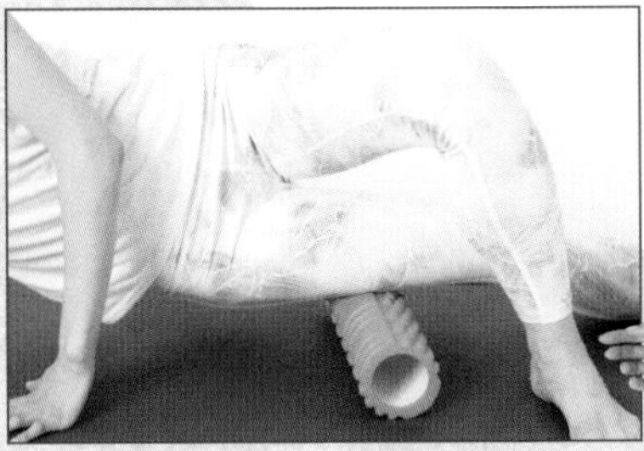

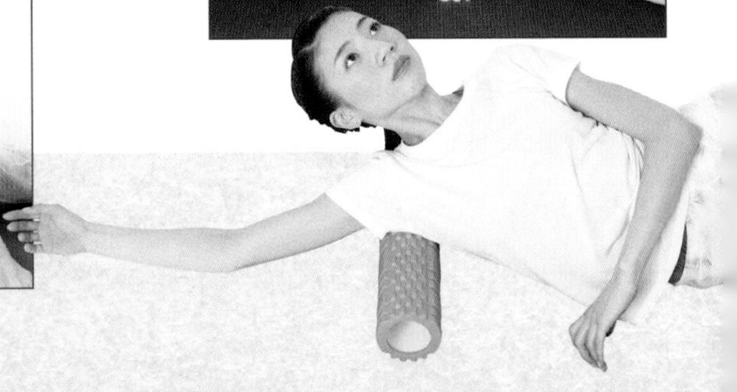

進行練習時須注意的部分

開心地練習

極速伸展的特徵是很容易就能立即看到成果，只要出現你覺得「咦？我的腳原來可以劈這麼開啊！」的情況時，就是絕佳的機會。在這種時候，請樂在其中地積極挑戰，看看自己究竟能到達什麼極限。

但如果你一覺得「我就是因為身體僵硬才不擅長伸展吧？」，那時候就比較難看到成果。

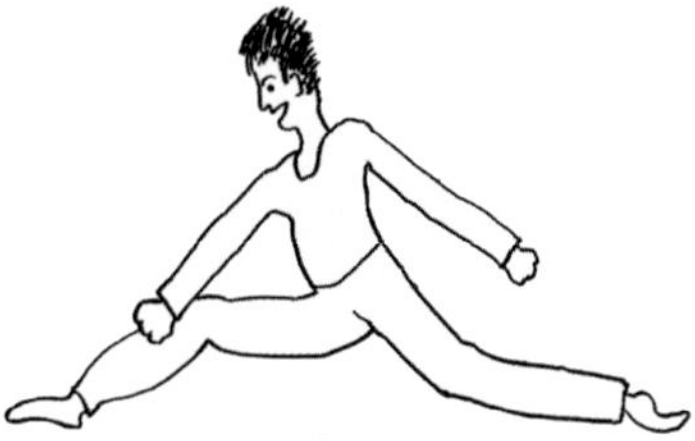

輔助者的事前理解

書中介紹的部分雙人伸展運動，
請輔助者務必遵守以下三點：

1. 不要一直反向施加壓力

如果用文字來表現的話就是，不是「壓！壓！壓！」，而是「一口氣壓———————」。

2. 時時確認對方的反應

在進行練習的同時，要一邊向對方確認：「還可以嗎？」、「還能再多一點嗎？」

3. 不要用冰冷的手觸摸對方

用冰冷的手觸摸，肌肉會收縮，反而會有反效果。

CHAPTER 2

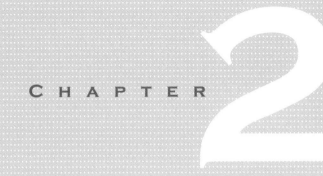

部位別・讓你變柔軟的世界最快極速伸展運動

將全身分為十二個部位，按照部位各別說明
依據腦科學途徑、筋膜途徑的練習法。
各部位別的圖片下方有影片連結，
請務必配合影片進行確認。

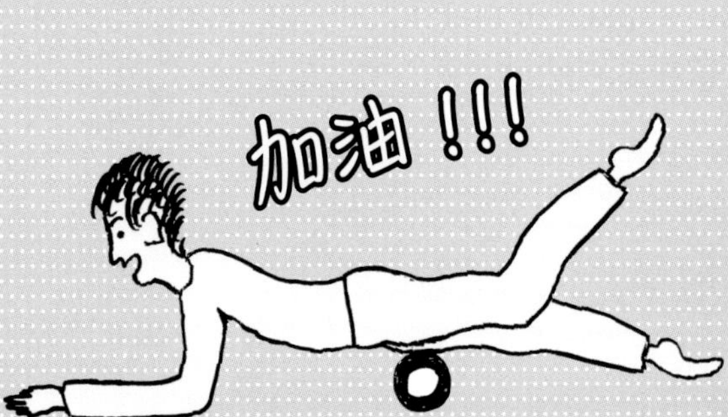

PART 1 頸部（胸鎖乳突肌・斜方肌）伸展運動

僵硬的原因

長時間坐在辦公桌前

駝背

運動不足

太常滑手機（低頭族）

透過提高柔軟度能夠期待的效果

改善肩頸痠痛

姿勢變好

跳芭蕾時的旋轉動作穩定

踢足球時的轉頭動作變得更快

各個肌肉的功能

胸鎖乳突肌的功能在穩定頭部，支援搖頭、點頭等動作。斜方肌的功用則是協助手臂的動作，讓肩胛骨穩定在正確的位置。

如果這個部位僵硬，背部就會長出贅肉，胸部也會容易下垂。肩膀痠痛、手麻或頸椎過直（straight neck）[1]的人，頸部也會容易疼痛。

[1]健康者的頸椎一般是維持在30度至40度的前彎，而頸椎過直者的頸椎幾乎趨近筆直，彎曲角度掉到30度以下。經常是因為長時間操作手機、電腦等，持續的不自然前屈姿勢所造成，因此也稱為手機頸。頸椎過直（straight neck）是和製英語，在英語國家則稱為「簡訊頸」（text neck）。

這一部分要意識到的主要肌肉

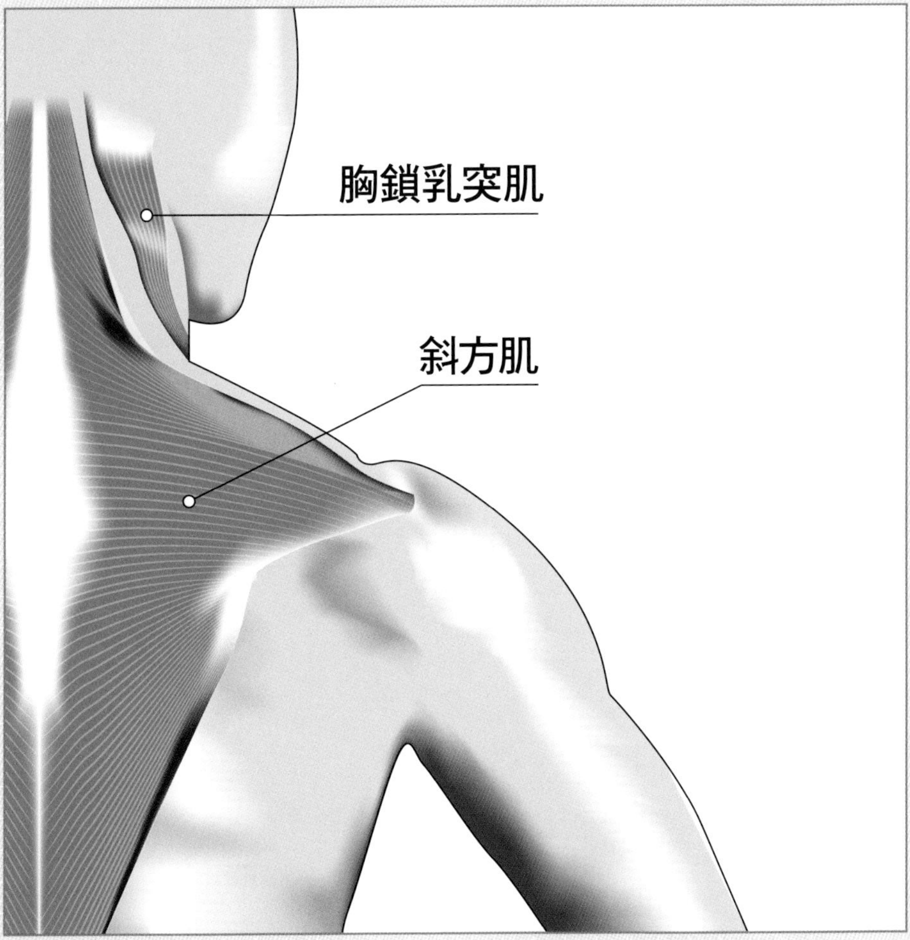

P32～37介紹的伸展運動
影像請參考

腦科學途徑

伸展側的肩膀如果聳起，伸展效果會減半。

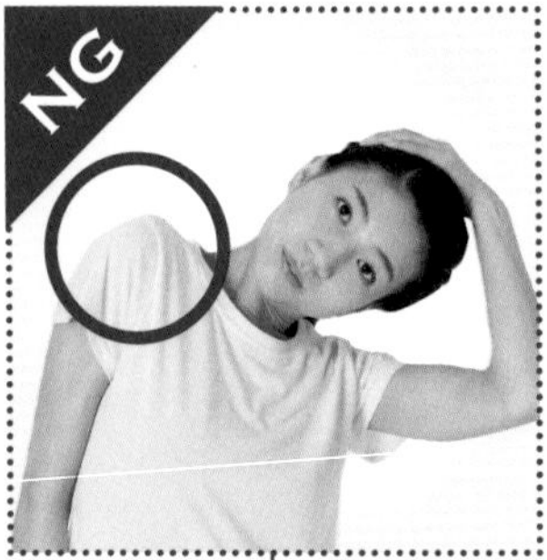

2秒
抵抗

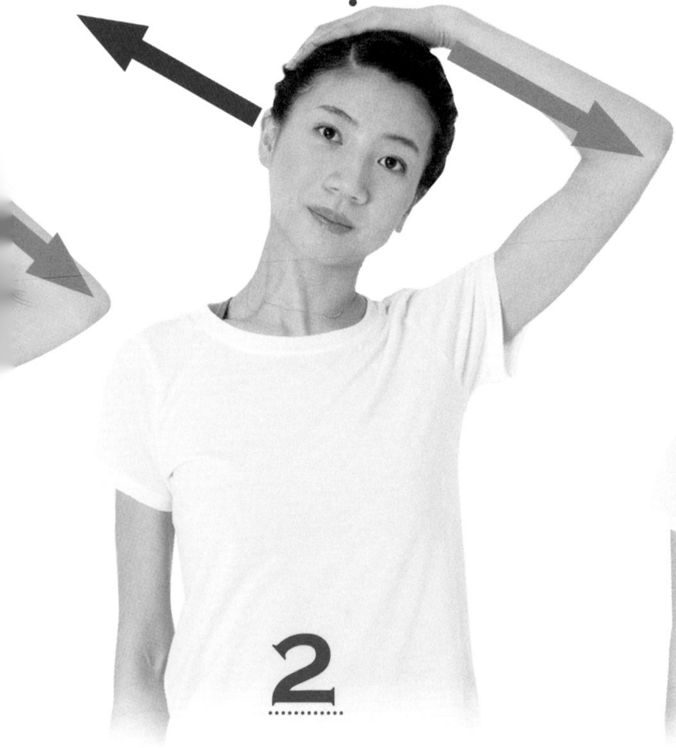

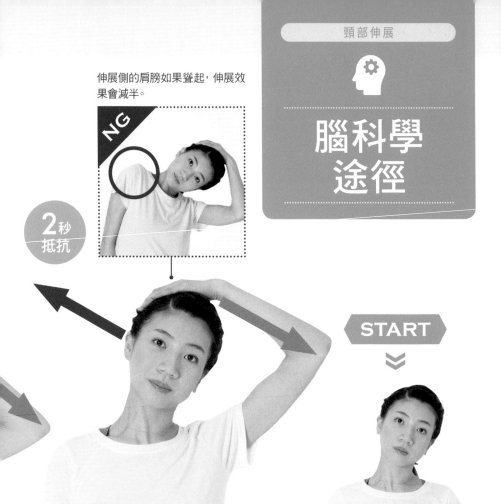

2

屏住呼吸2秒，想像紅、藍兩側在拔河的感覺，用力延伸。

START

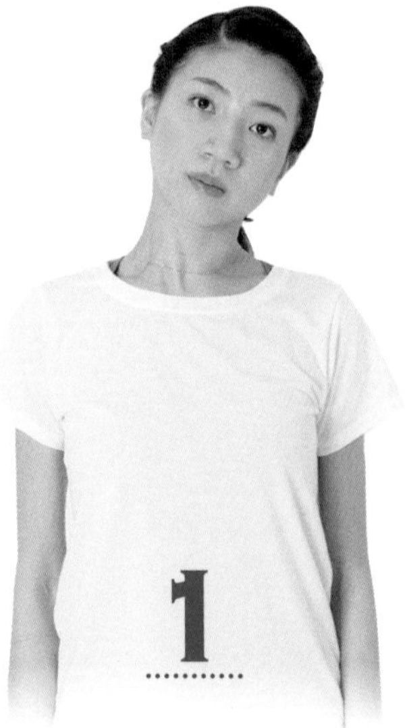

1

雙肩放鬆，在不勉強的狀態下，讓頸部傾斜至極限（以下在本書稱為「極限點」）

(2秒抵抗＋2秒放鬆)×3回＝12秒

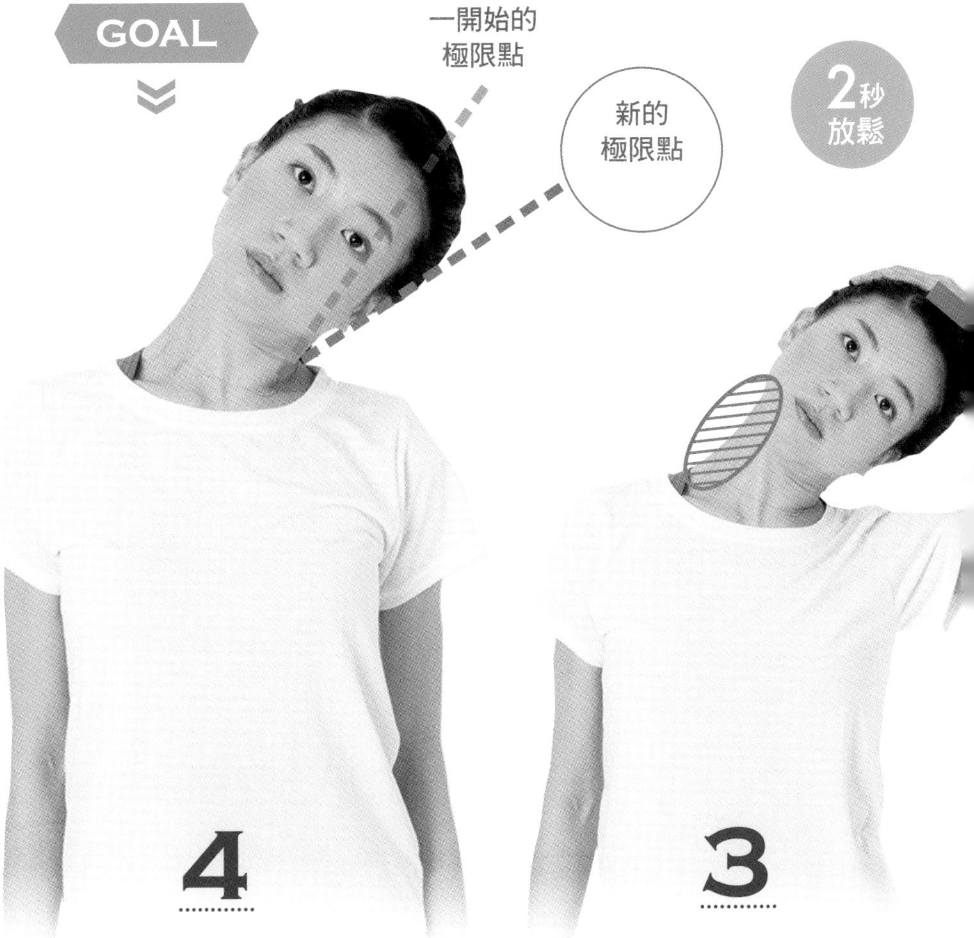

4

再次傾斜頸部。這時應該就能實際感受到，頸部傾斜的角度可以毫不費力地比步驟**1**時大。

3

大口吐氣，一邊放鬆頸部力量，一邊用手將頭往下帶。重複三次**2**、**3**的動作。

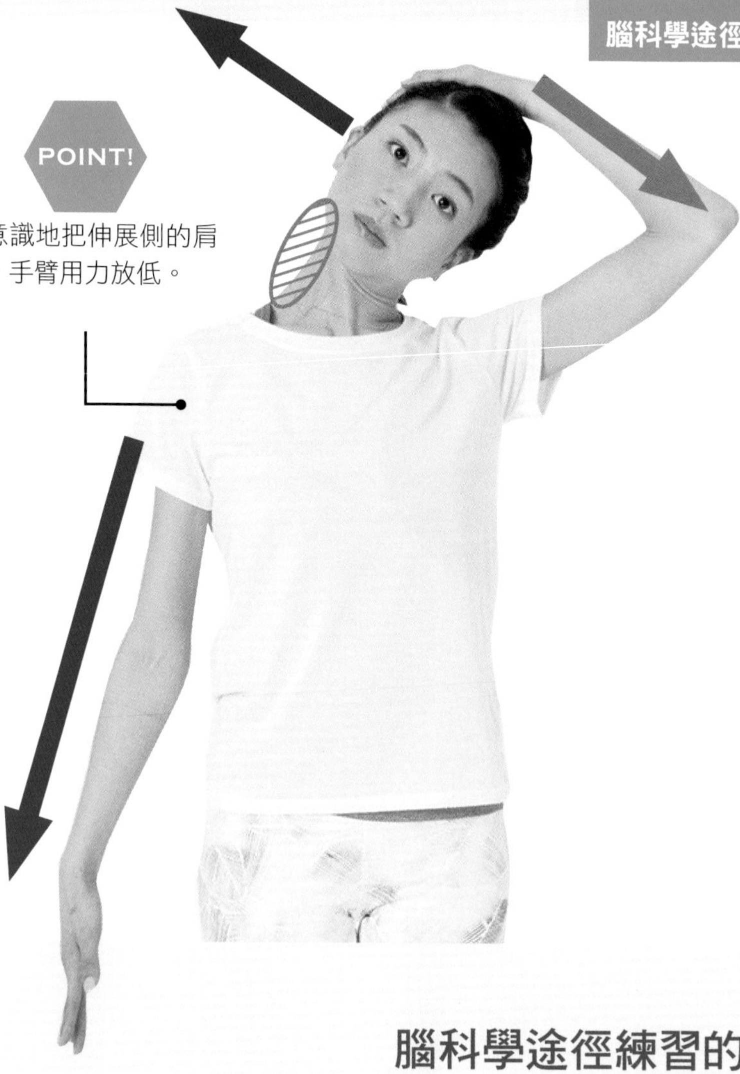

POINT!

有意識地把伸展側的肩膀、手臂用力放低。

腦科學途徑練習的訣竅

腦科學途徑的特徵在於：①短時間施加阻力、用力抵抗，②放鬆。步驟1、2時屏住呼吸、用力，步驟3時大口吐氣、放鬆，有節奏地重複這些步驟。請用「1、2、3～」的節奏來記憶。

從下頁開始，會介紹更多不同部位的練習方式，即使部位或方向改變，基本的步驟還是相同。相信各位應該也能自己應用在本書沒有介紹的動作上。

應用

頸部傾向正前方、斜前方，或是轉向側邊的動作，也可以同樣的要領進行。不過，頸部後側是許多重要神經通過之處，後倒的動作尤其要注意給予的阻力不要太大。

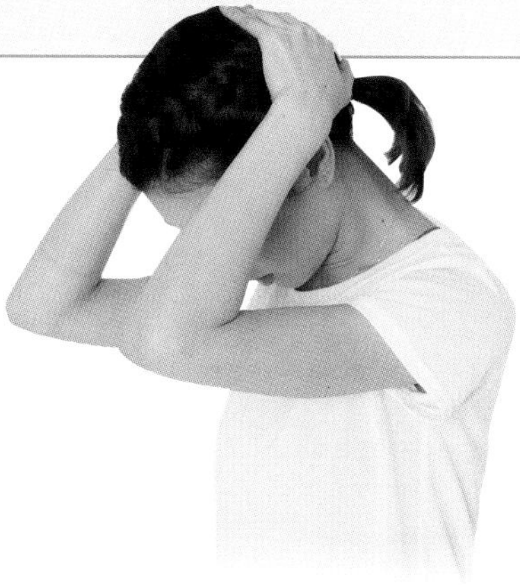

用手的力氣把頸部往下壓，透過用頸部的力量抵抗，讓頸部後側獲得伸展。

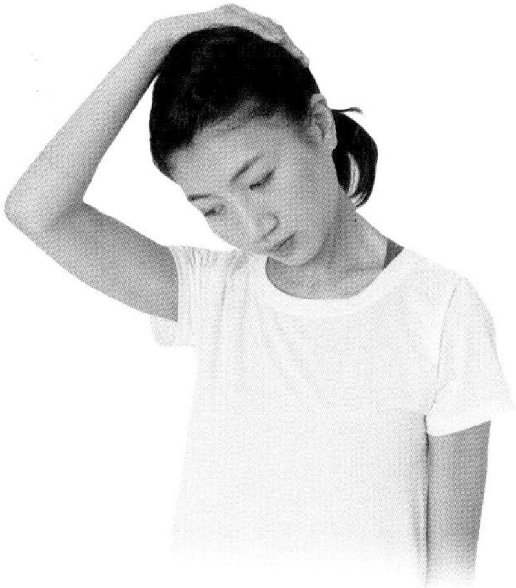

把頸部往斜前方下壓，用頸部的力量抵抗。

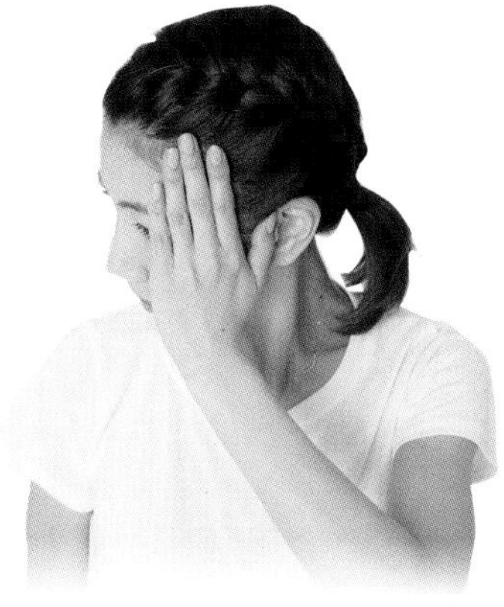

用手施力讓臉部朝外，頸部用轉回正面的力量抵抗。

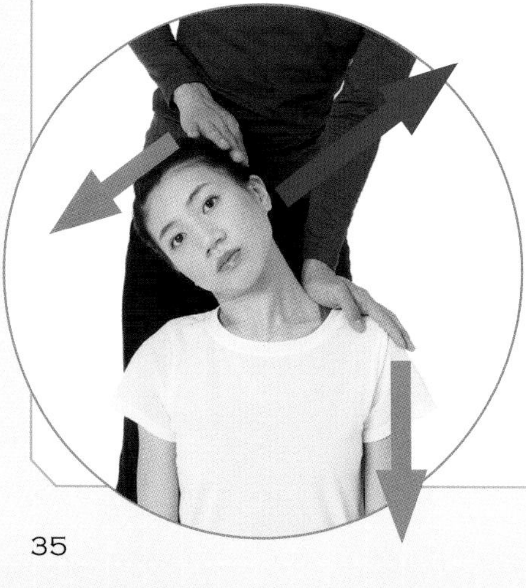

雙人

輔助者一手把肩膀往下壓，另一手把頸部往側邊傾倒。動作者則透過把頸部上推，讓頸部到肩膀都獲得強力的伸展。

頸部伸展

筋膜途徑

各30秒

筋膜途徑練習的訣竅

筋膜途徑的基本概念就是，一邊按壓痠

1

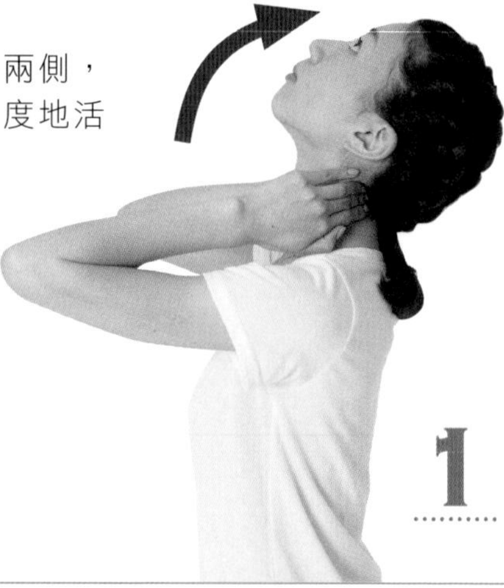

2

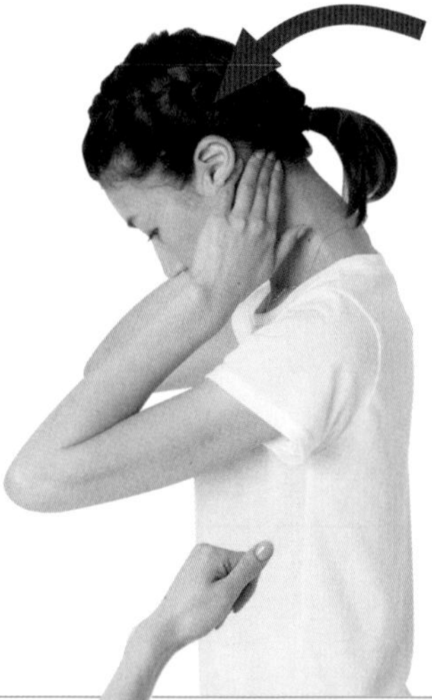

壓住頸部兩側，緩緩大幅度地活動頸部。

1

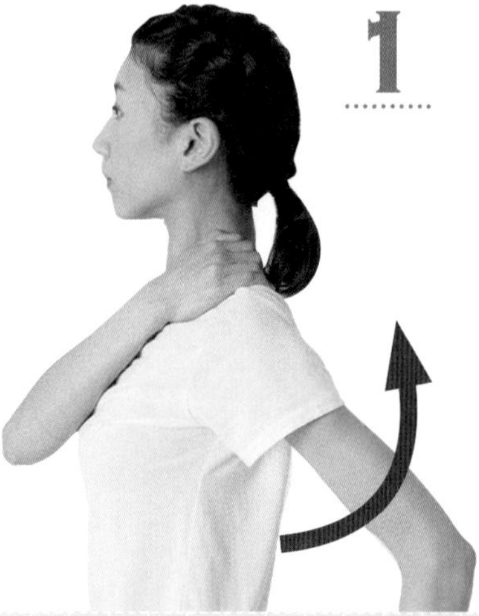

2

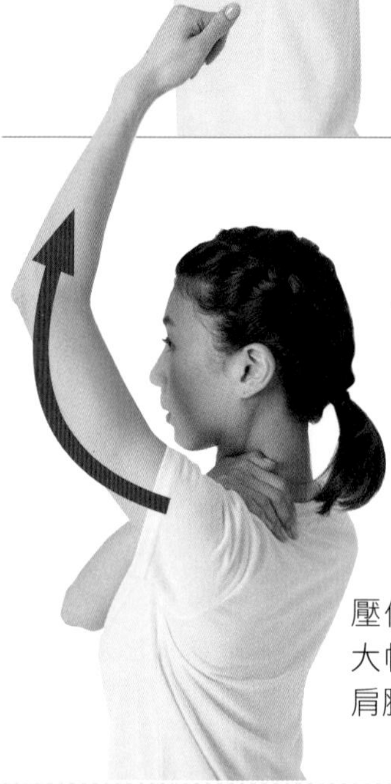

壓住頸部的根部，大幅度活動頸部、肩膀、背部。

痛的部份，一邊緩慢地大幅度活動肌肉或關節。

下一頁之後將介紹許多不同的練習，即使部位或方向改變，基本的步驟還是相同。

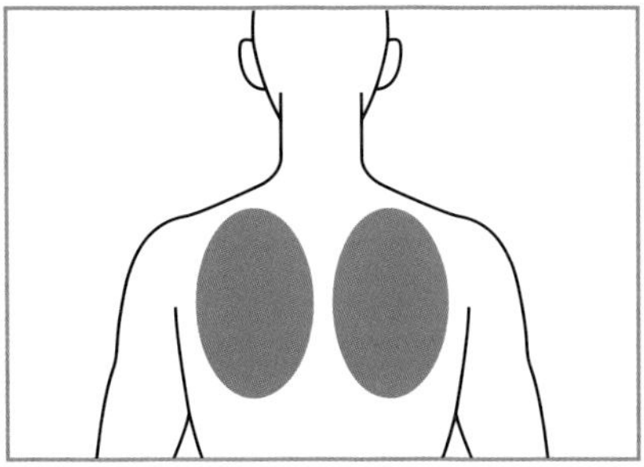

斜方肌用手很難壓到，可以用按摩球等工具靠在上圖的部位，用體重下壓，並大幅度活動背部。

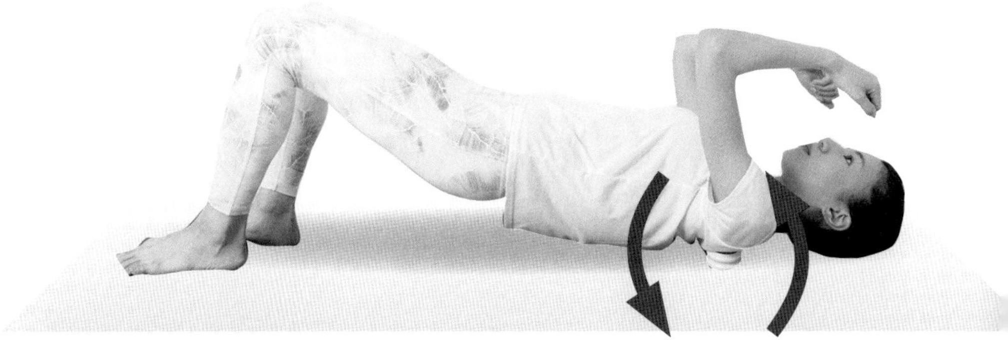

把體重加壓在按摩球或按摩滾輪上，大幅度旋轉肩膀。

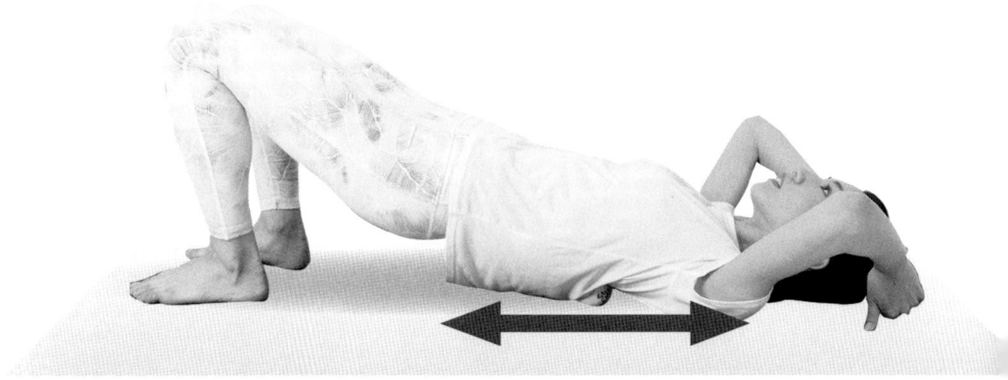

把體重加壓在按摩球或按摩滾輪上，前後滑動身體。

PART 2

肩部（三角肌、前鋸肌、大圓肌）

伸展運動

僵硬的原因

- 長時間坐在辦公桌前
- 在冷氣房裡肩膀著涼
- 所從事的運動多為投擲的動作
- 滑手機時間太長
- 總是用同一邊提東西

提高柔軟度後能夠期待的效果

- 改善肩頸痠痛
- 打排球時能強力扣球
- 打網球時的發球變快
- 手臂能大幅擺動、能跑得更快
- 游泳的划水動作變大

各個肌肉的功能

三角肌的功能是控制手臂整體的動作，輔助手臂前舉、高舉、後拉等動作，並穩定肩關節。

前鋸肌的功能是讓手臂前伸、壓住物品。

大圓肌的功能則是處理手臂往下拉的動作。

當這個部位僵硬時，就容易引發五十肩之類的發炎症狀。

這一部分要意識到的主要肌肉

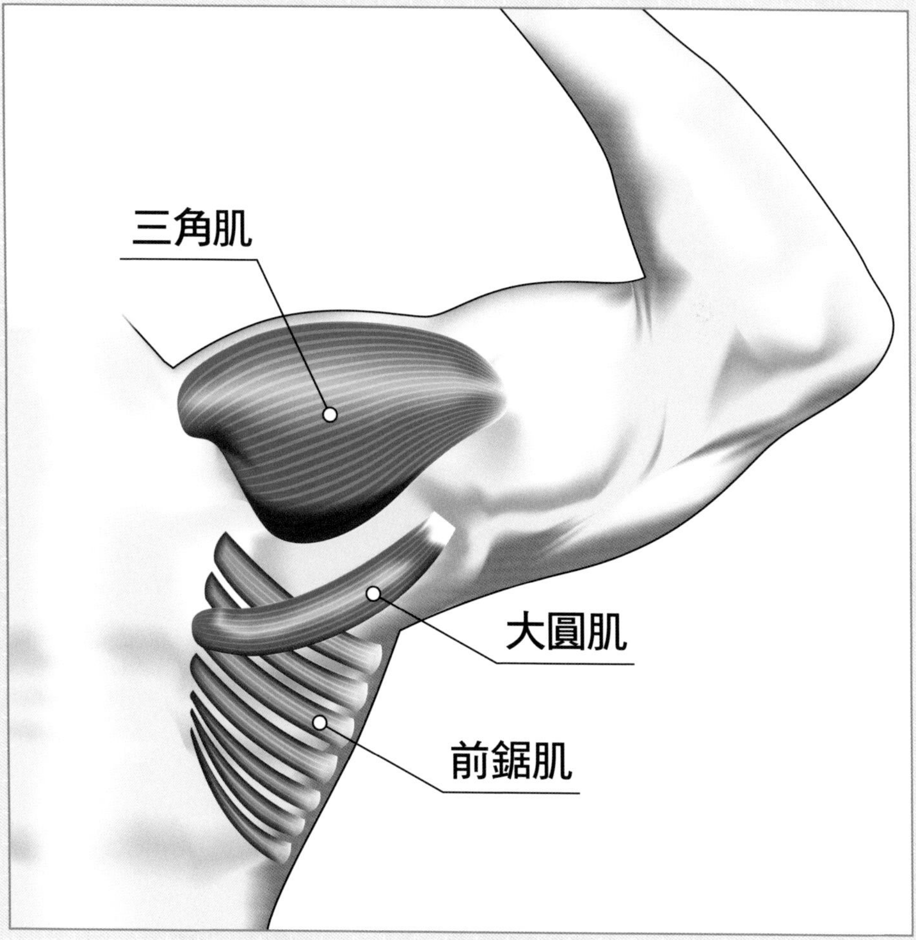

P40～45介紹的伸展運動
影像請參考

肩部伸展

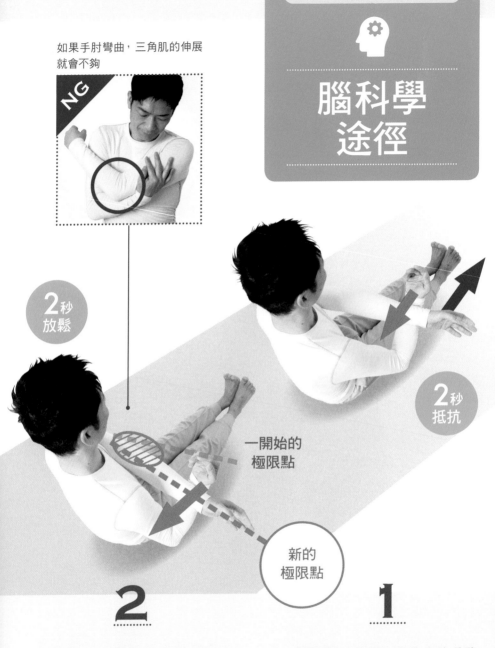

腦科學途徑

如果手肘彎曲，三角肌的伸展就會不夠

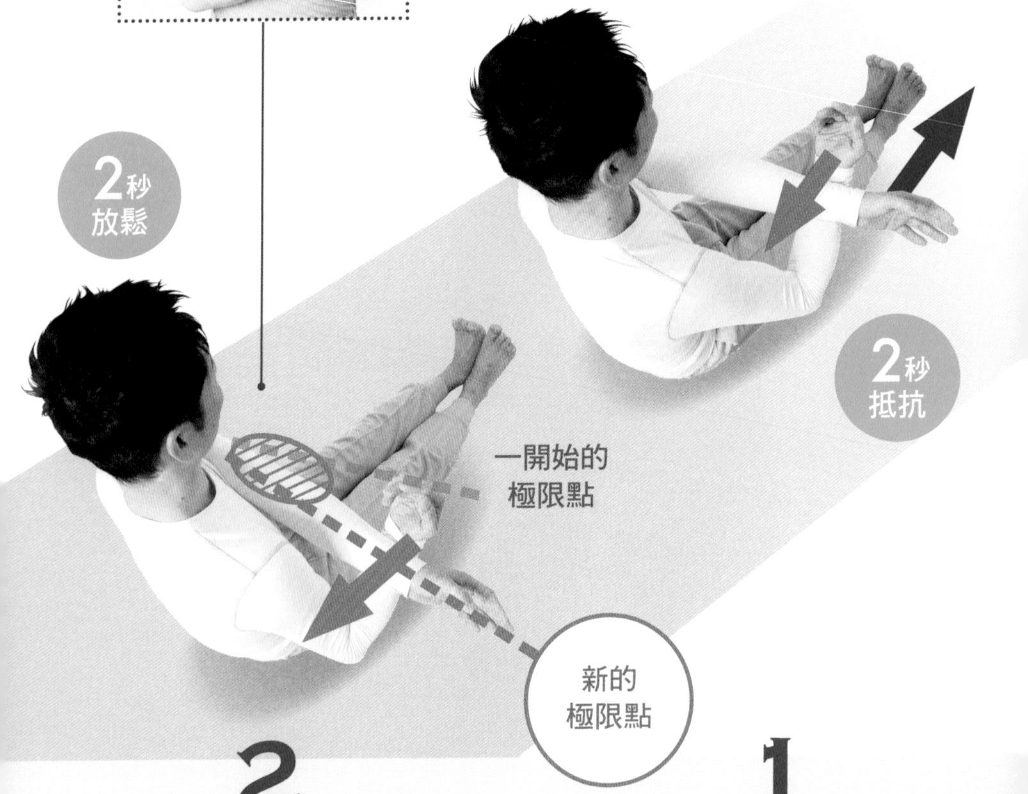

1

用一隻手腕將另一隻伸直的手臂拉近胸前，在達到極限點後的2秒鐘之間，用肩膀的力量頂回去。

2

放鬆肩膀的力量，把手臂拉近身體。從新的極限點開始，進行同樣的動作。重複這個動作三次。

這個練習也能伸展到手臂下方的肌肉（肱三頭肌），如果有意識地用下壓肩膀的力量來抵抗，就能伸展到肩部。

本書為了方便，是依部位來介紹各項練習，但有些動作會同時涵蓋到好幾個部位。這種情況下，只要你有意識地伸展不同的部位，就可以伸展到不同的地方。

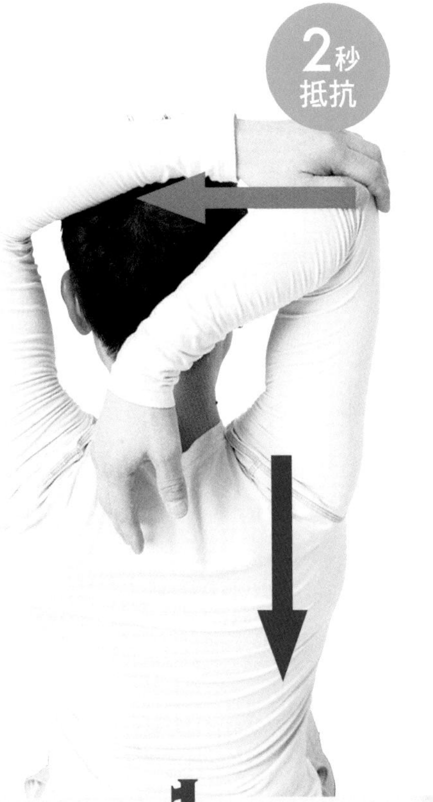

1

把手肘拉到頭的後方，在達到極限點的兩秒鐘之間，以下壓肩膀的力量去抵抗。

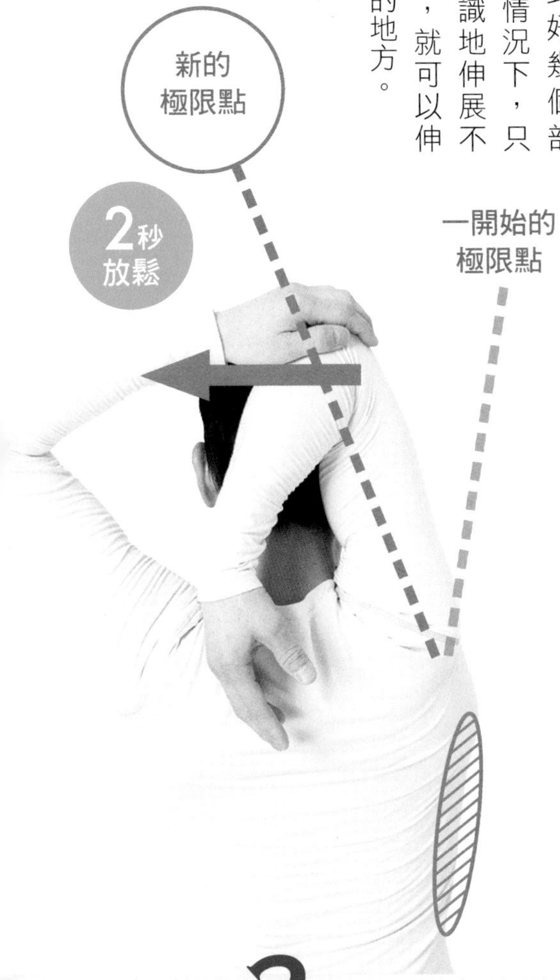

2

放鬆肩膀的力量，並再拉近手肘。從新的極限點開始，做同樣的動作。重複這個動作三次。

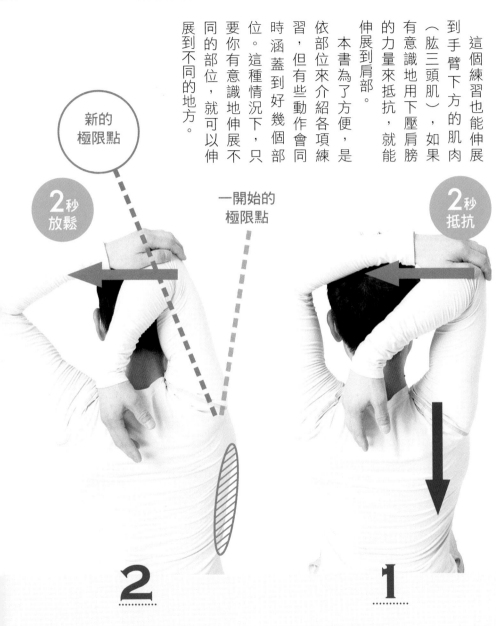

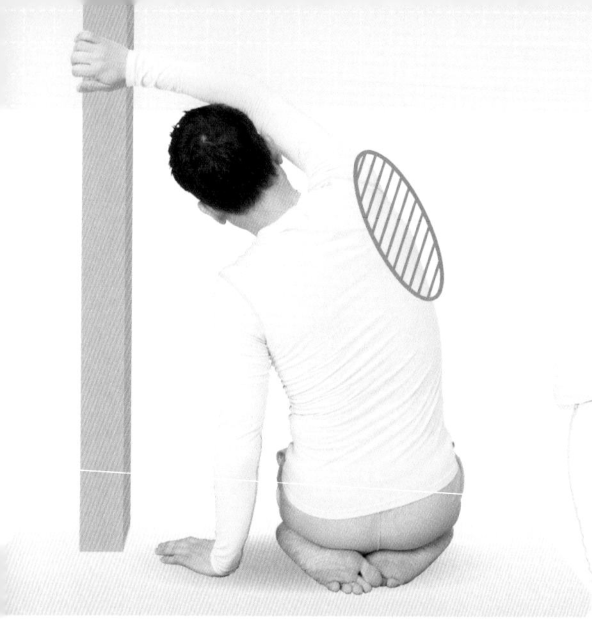

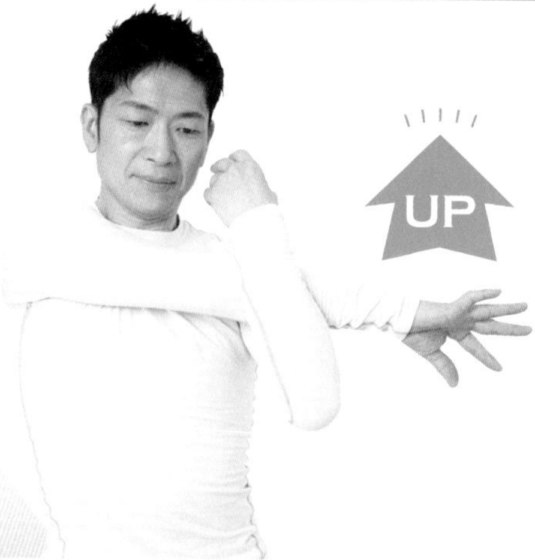

抓住柱子等固定不動的物件，像要延伸腋下一般去抵抗。此時，注意要放掉手臂的力量，不要用到上臂等處的肌肉。

在手臂外旋（手臂扭轉至手心朝向正前方）的狀態下進行，效果更好。

應用

手臂高度改變，伸展的部位就會不同。

【 向上時 】

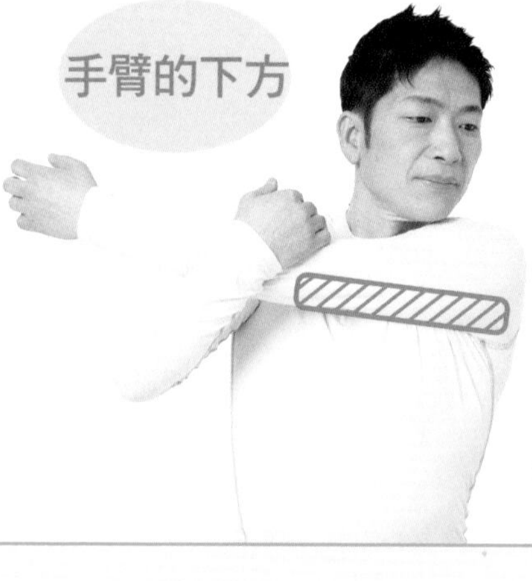

【 向下時 】

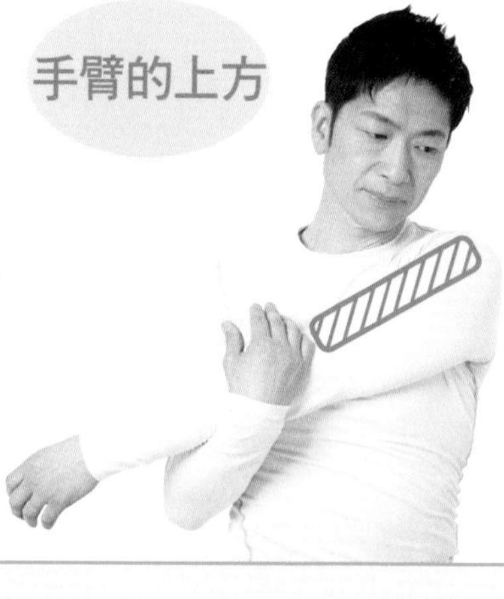

雙人

輔助者用膝蓋固定住動作者的背部，拉開環抱在頭部後方的手肘。對此重複進行抵抗和放鬆。

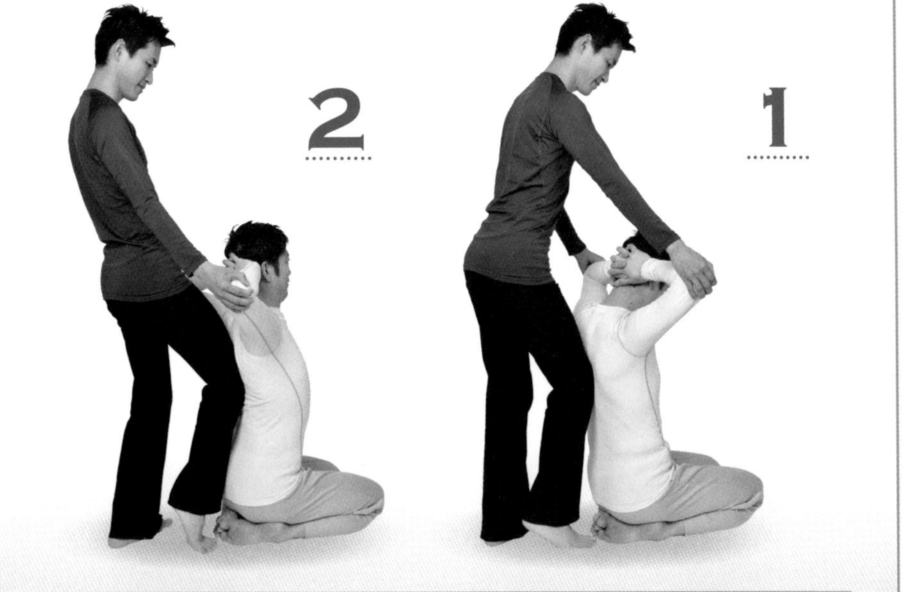

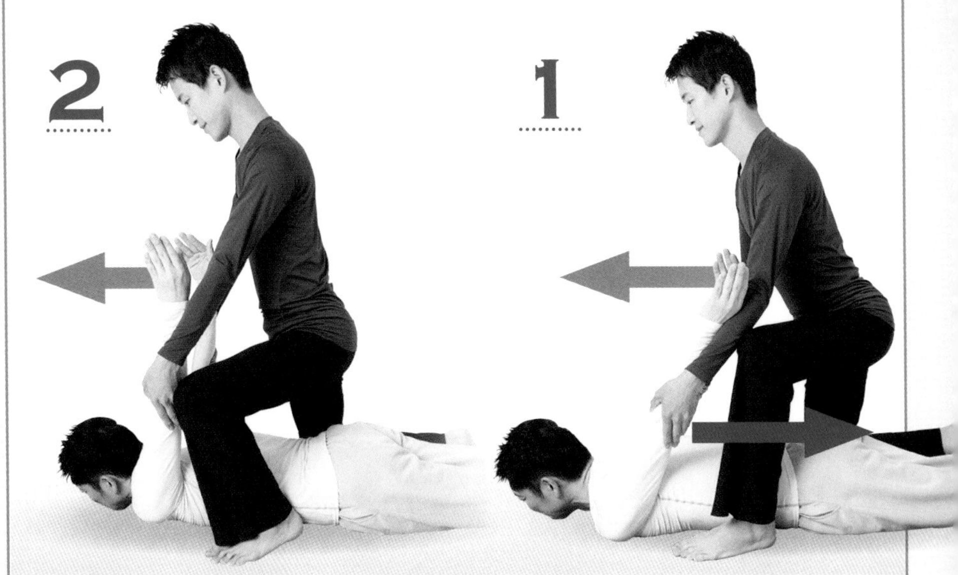

手臂往後方抬高的動作，一個人較難進行，不妨尋求輔助者的協助。

肩部伸展

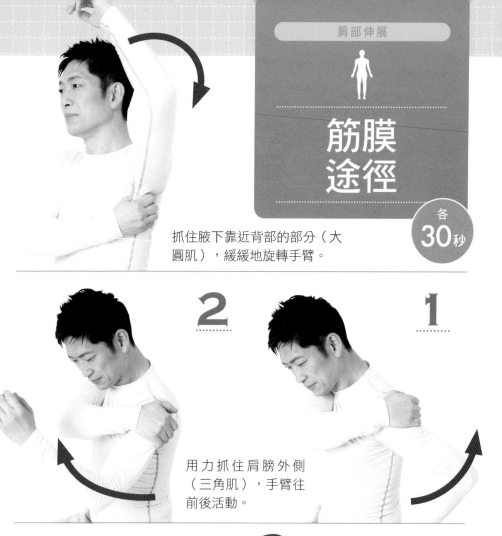

筋膜途徑

各30秒

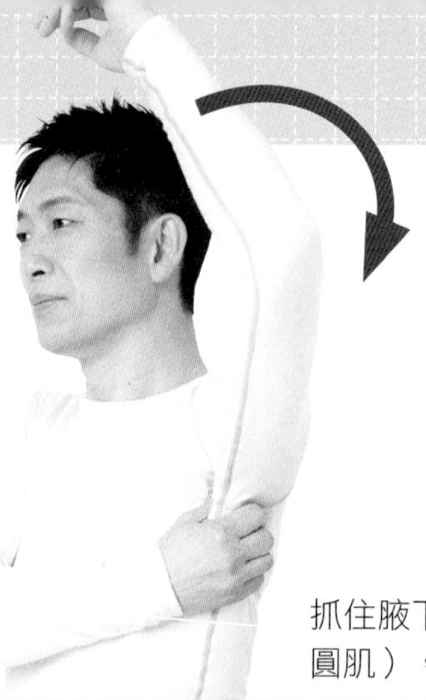

抓住腋下靠近背部的部分（大圓肌），緩緩地旋轉手臂。

2

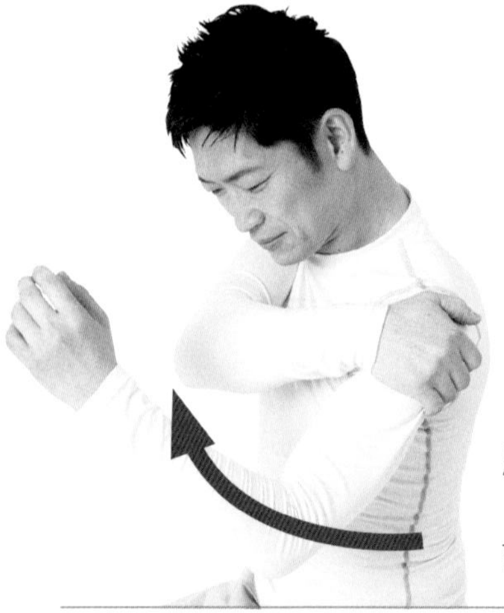

1

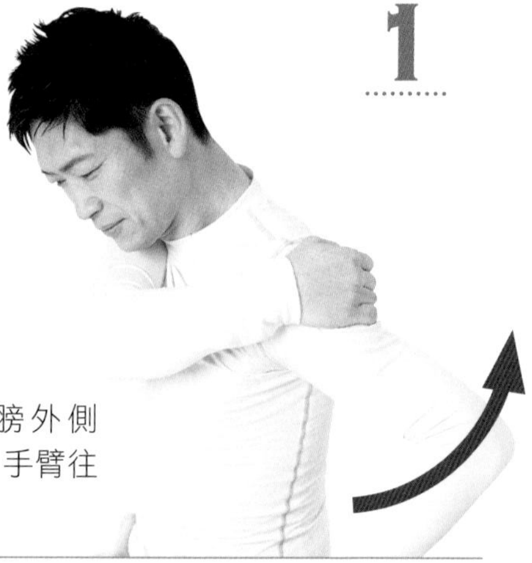

用力抓住肩膀外側（三角肌），手臂往前後活動。

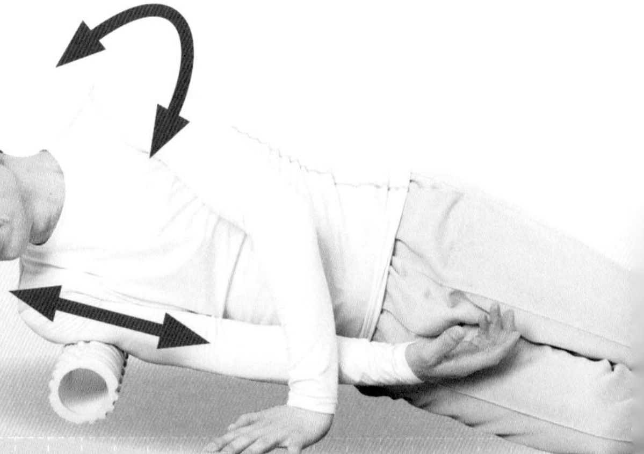

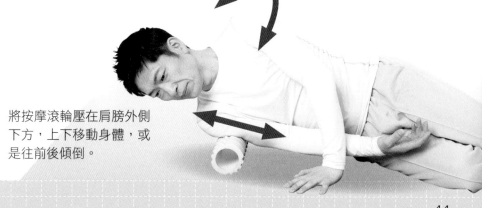

將按摩滾輪壓在肩膀外側下方，上下移動身體，或是往前後傾倒。

壓在腋下，身體前後傾倒向胸部和背部的方向。

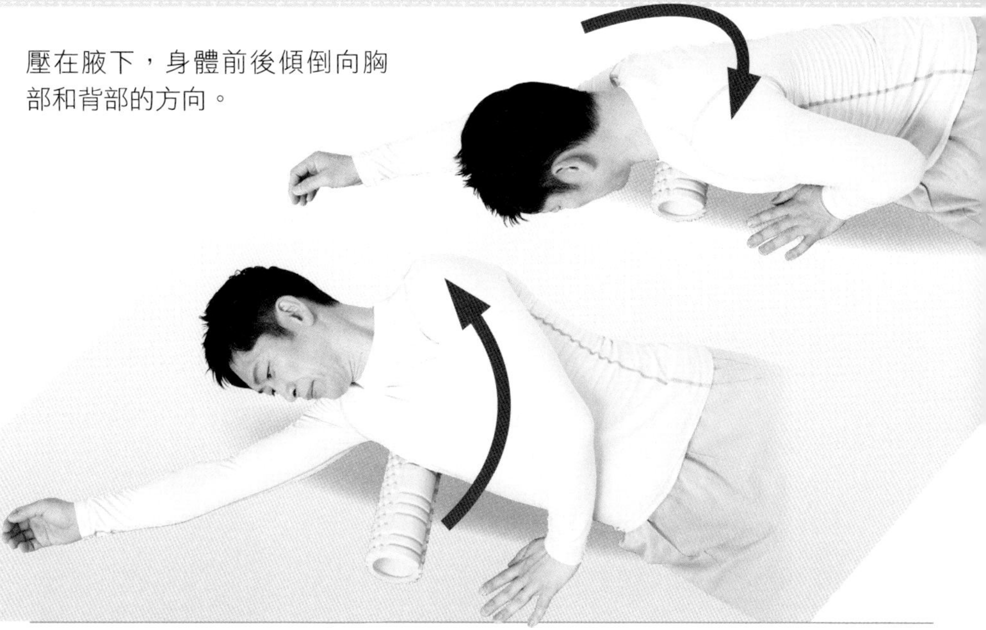

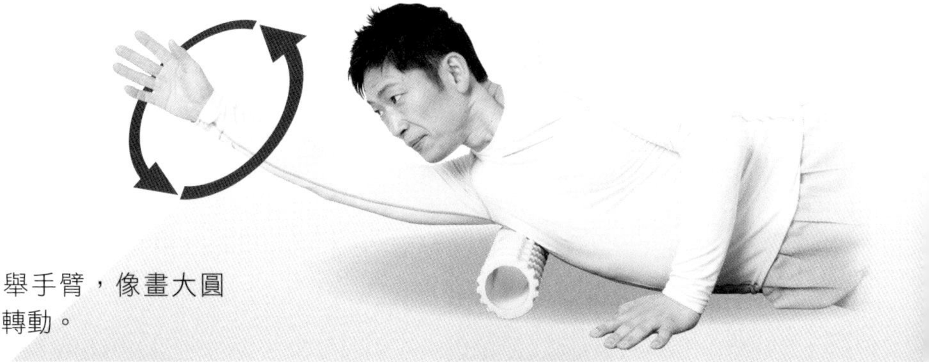

高舉手臂，像畫大圓般轉動。

雙人

輔助者從上方壓住動作者，將其身體往前後推動。

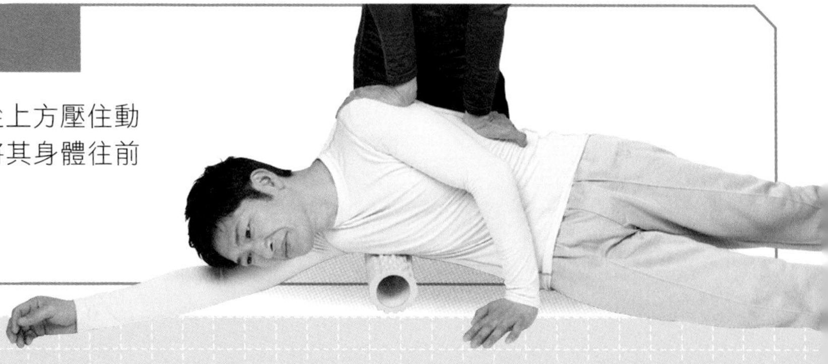

PART 3

手臂（肱二頭肌・肱三頭肌・肱橈肌）

伸展運動

僵硬的原因

長時間坐在辦公桌前

把包包掛在手肘上

從事網球這類擺動手臂的運動

常常需要提行李

工作上常常需要用到手指

透過提高柔軟度能夠期待的效果

桌球的殺球動作變快

消除肩膀痠痛

能把球丟得更快更遠

柔道競技時能迅速地把對方拉近自己

改善四十肩、五十肩

各個肌肉的功能

肱二頭肌的功能在彎曲手肘，肱三頭肌的功用則是伸展手肘，在進行伏地挺身等動作時會用到。

肱橈肌的功用則是彎曲手肘、扭轉前臂。

如果這個部位僵硬，容易引起肩膀難以提起、手肘難以伸直等症狀。

這部分要意識到的主要肌肉

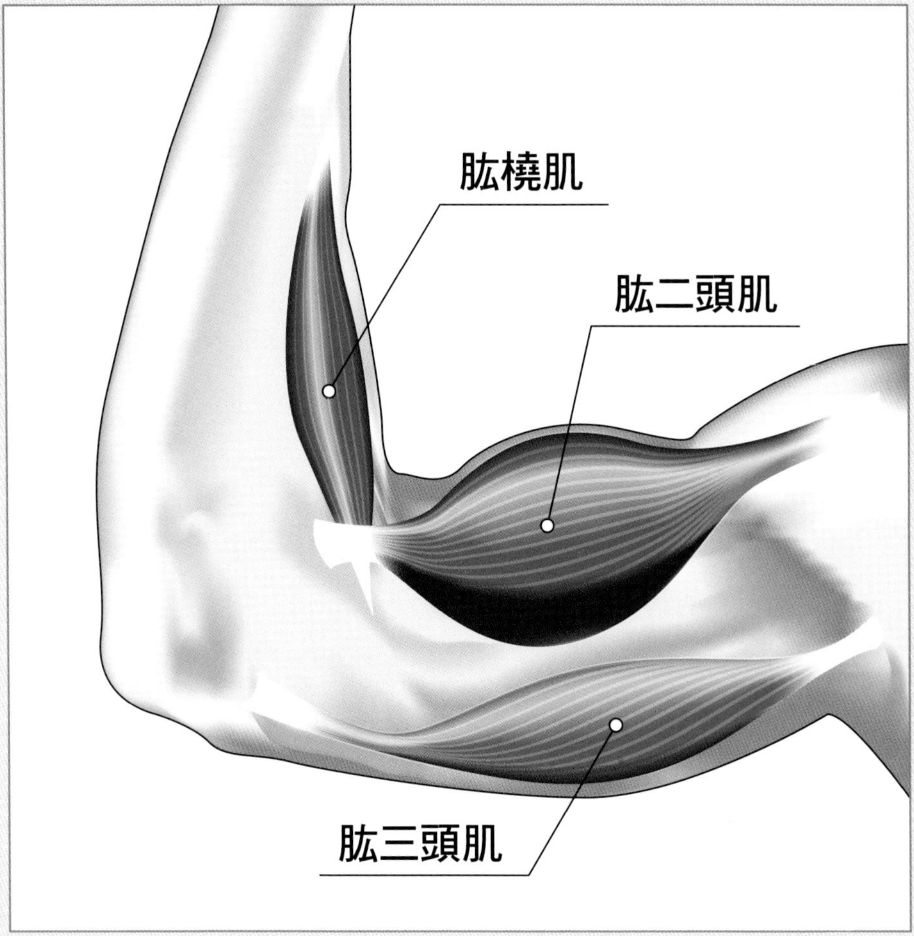

P48～53介紹的伸展運動
影像請參考

腦科學途徑

1 伸直手臂，用另一隻手把手指往身體的方向拉。從肱二頭肌用上臂的力量抵抗2秒鐘。

2秒抵抗

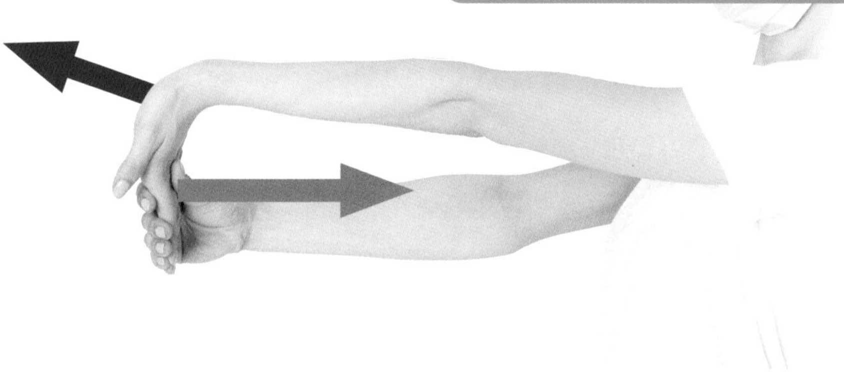

2 將伸直的手臂放鬆。重複三次。

2秒放鬆

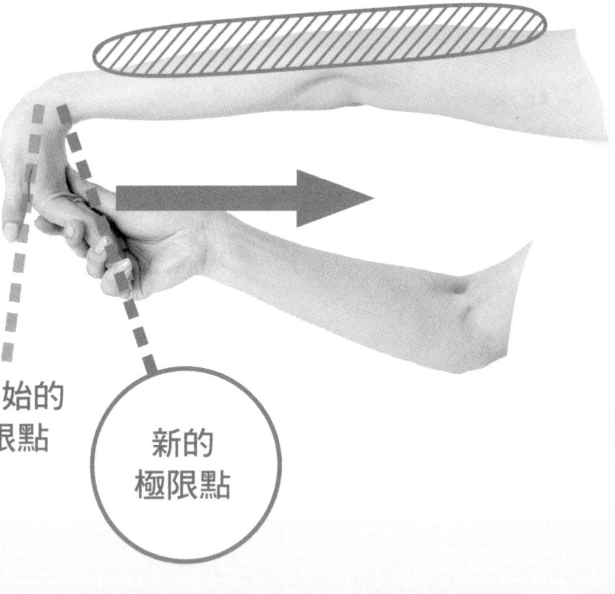

1

手肘放在椅子上，以手肘為起點，將身體往上抬（感覺肱三頭肌在用力）。

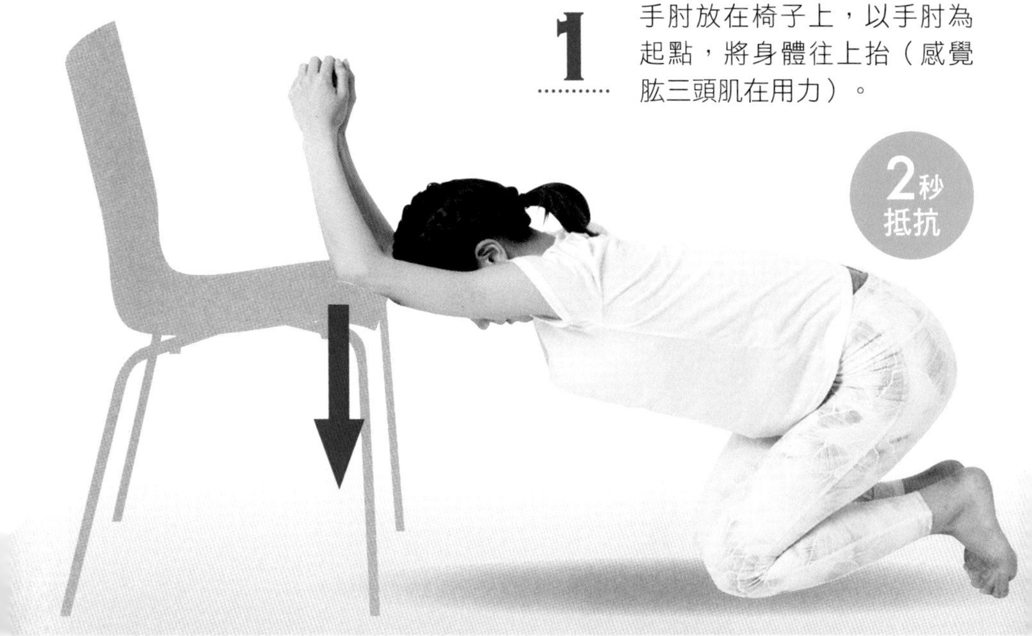

2

一口氣放鬆，用上半身的重量拉低肩膀。重複三次。

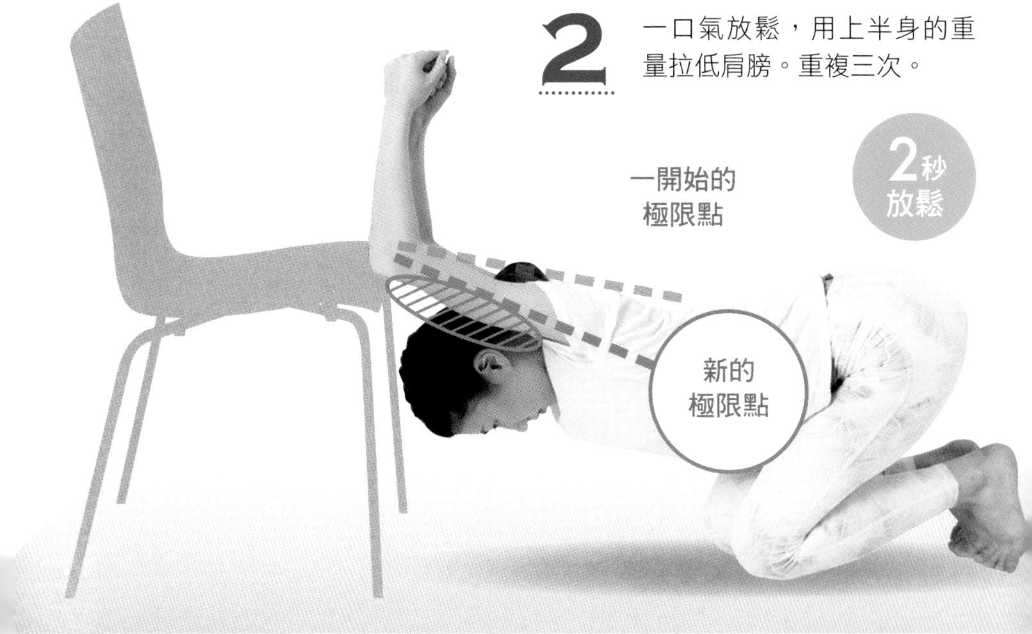

應用

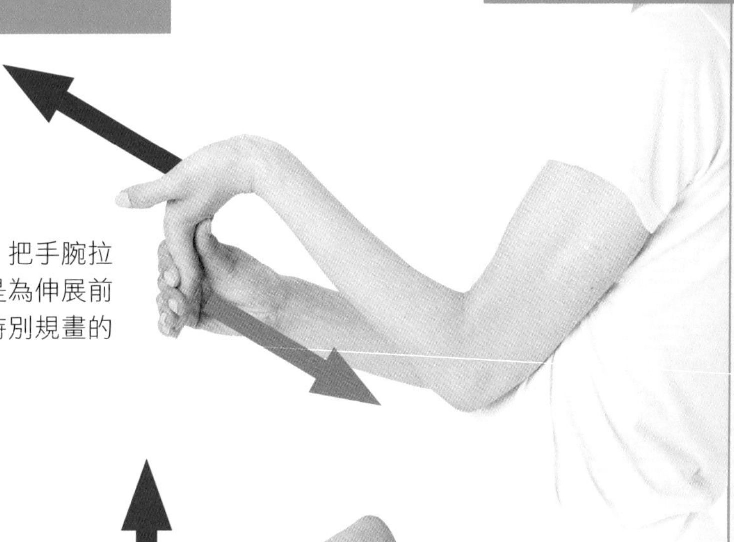

彎曲手肘，把手腕拉近自己，是為伸展前臂、手腕特別規畫的練習。

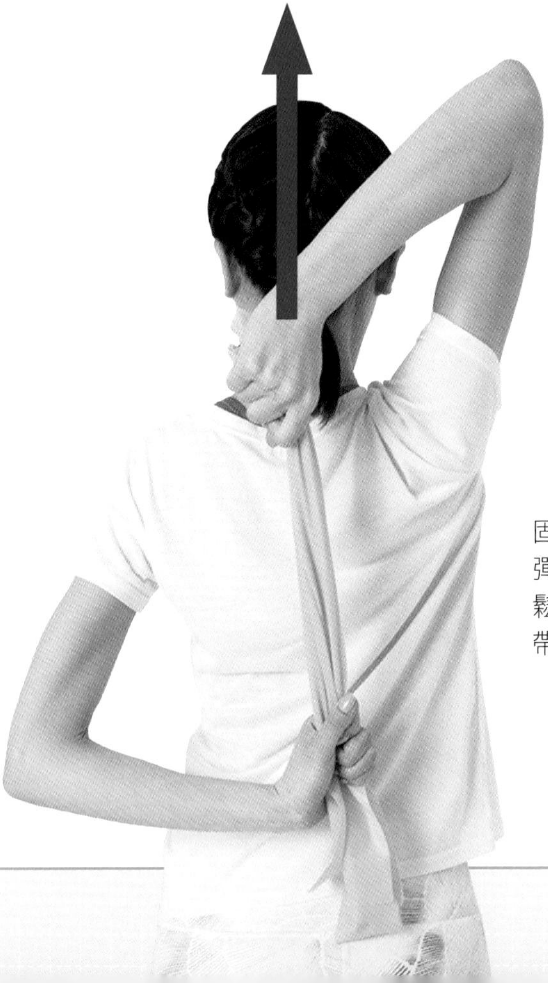

固定下方手臂的位置，用彈力帶重複「拉2秒、放鬆」的動作。慢慢將彈力帶縮短。

雙人

在P49的練習中，輔助者輕輕壓住肩胛骨中央施加壓力，配合放鬆的時機，協助把背部下壓。

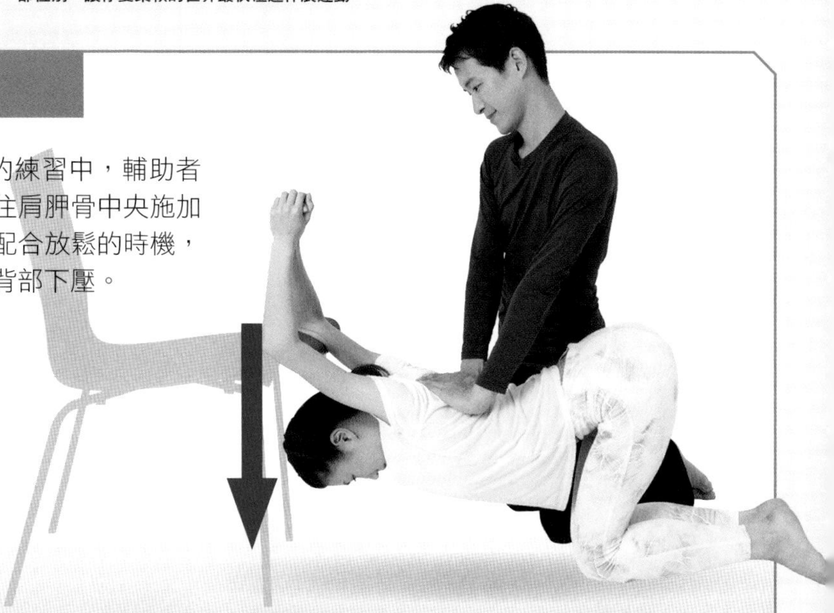

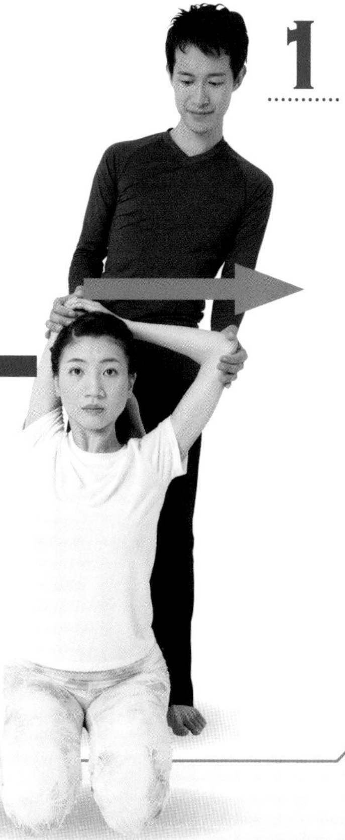

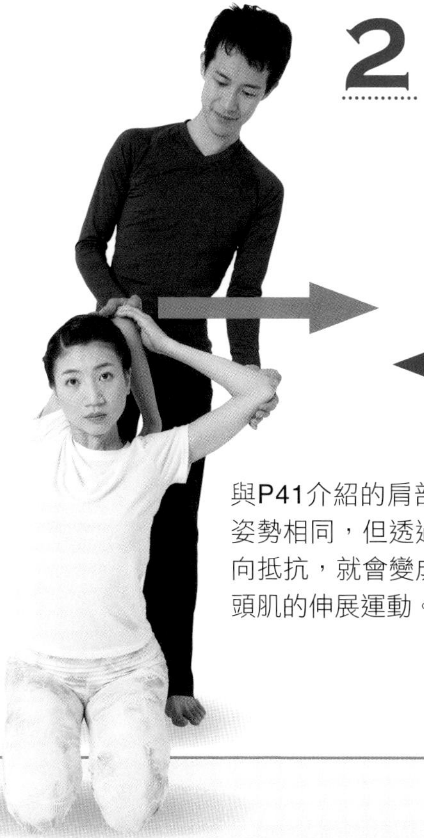

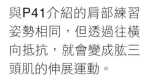

與P41介紹的肩部練習姿勢相同，但透過往橫向抵抗，就會變成肱三頭肌的伸展運動。

手臂伸展

筋膜途徑

各
30秒

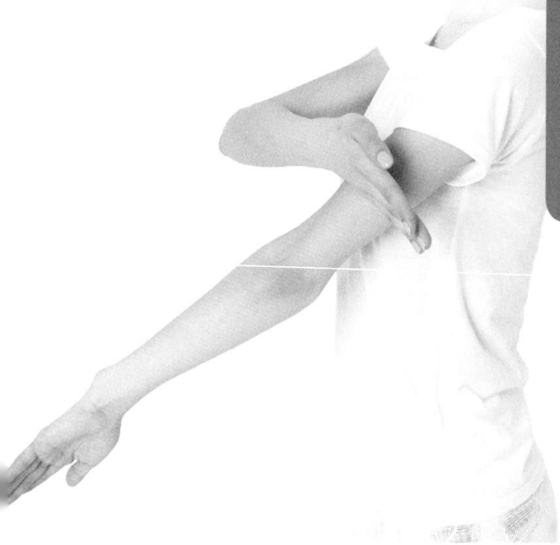

用手刀放鬆手臂的
外側。

握住前臂，左右轉動手肘以下的部分，或是握住的手有時緊握、有時鬆開。

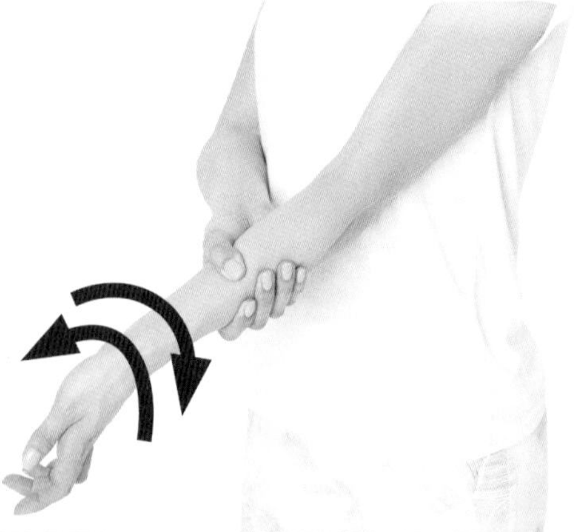

用手刀放鬆手臂的
前側。

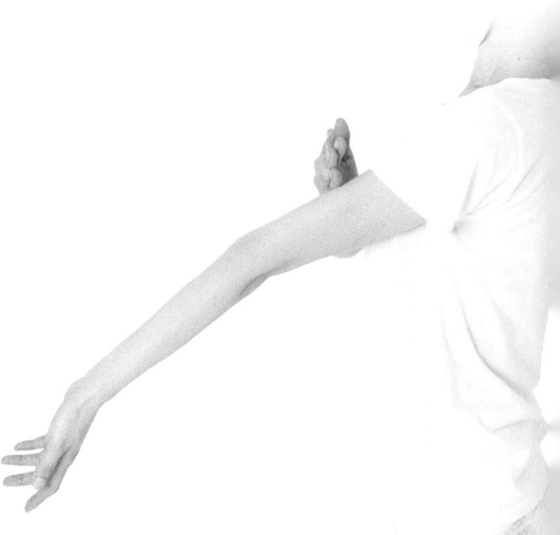

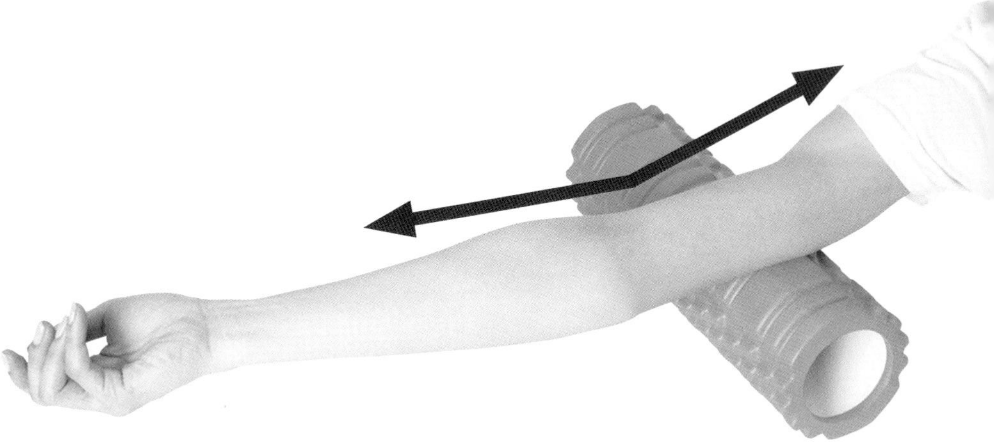

把手臂放在按摩滾輪上，前後滑動。
不僅是上臂，也要一直放鬆到前臂。
也可以用另一隻手從上方壓住以增加力量。

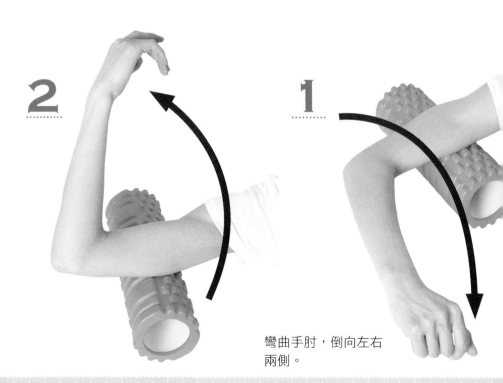

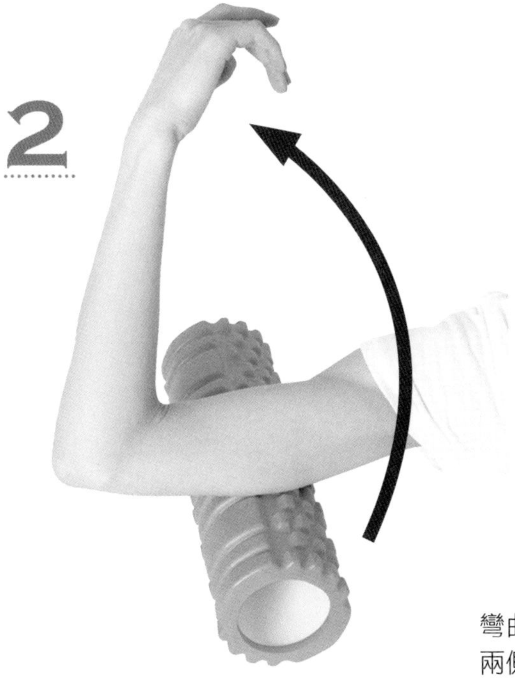

彎曲手肘，倒向左右兩側。

PART 4 背部（闊背肌、豎脊肌）伸展運動

僵硬的原因

- 長時間坐在辦公桌前
- 總是用同一側的肩膀或手臂提東西
- 翹腳坐
- 駝背
- 坐沒坐相

透過提高柔軟度能夠期待的效果

- 游泳的划水動作變大
- 划槳的力量增強
- 姿勢變好
- 消除駝背
- 改善肩膀痠痛、腰痛

各個肌肉的功能

闊背肌主要是控制肩關節活動，有讓手臂往下或往後拉的功能。

豎脊肌的功能除了穩定脊椎、保持姿勢外，還有讓上半身往後仰的功能。

如果這個部位僵硬，就容易引發圓肩、駝背、腰痛、肩膀痠痛等狀況。

這一部分要意識到的主要肌肉

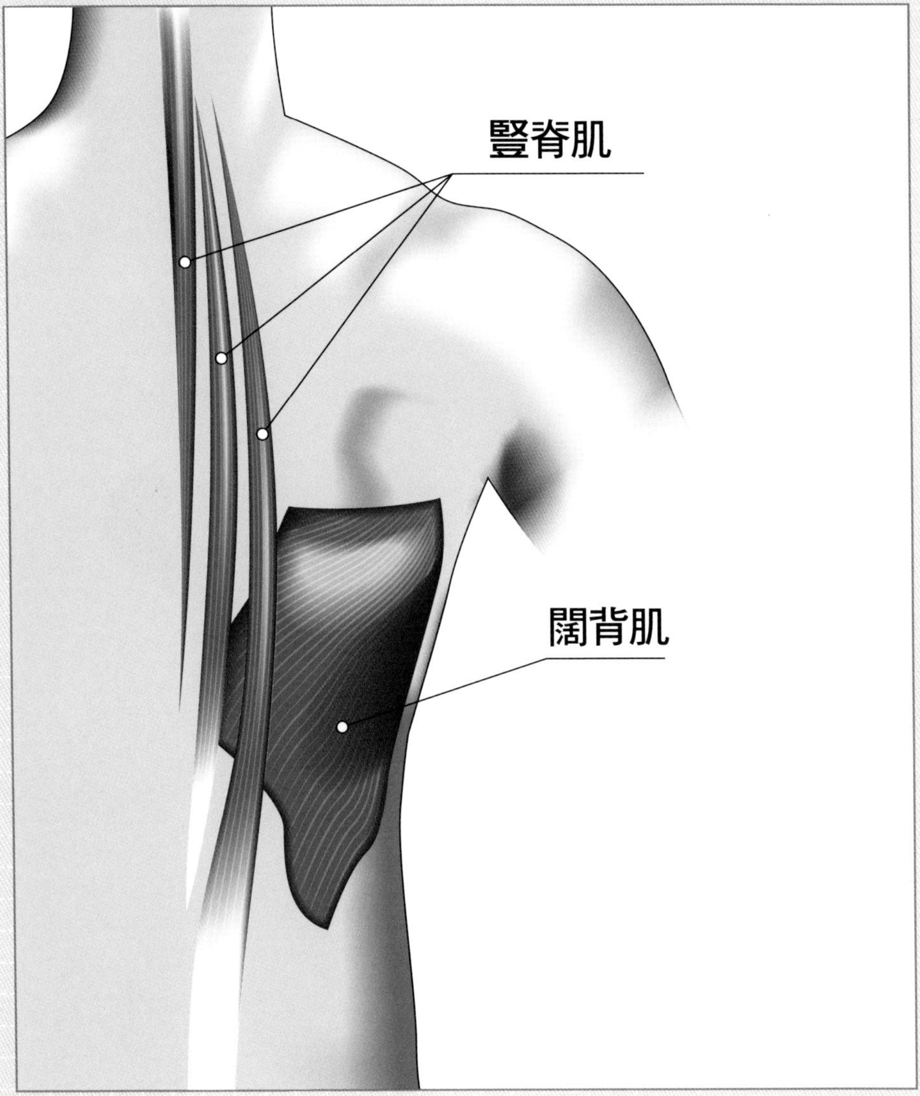

P56～61介紹的伸展運動
影像請參考

背部伸展

腦科學途徑

START

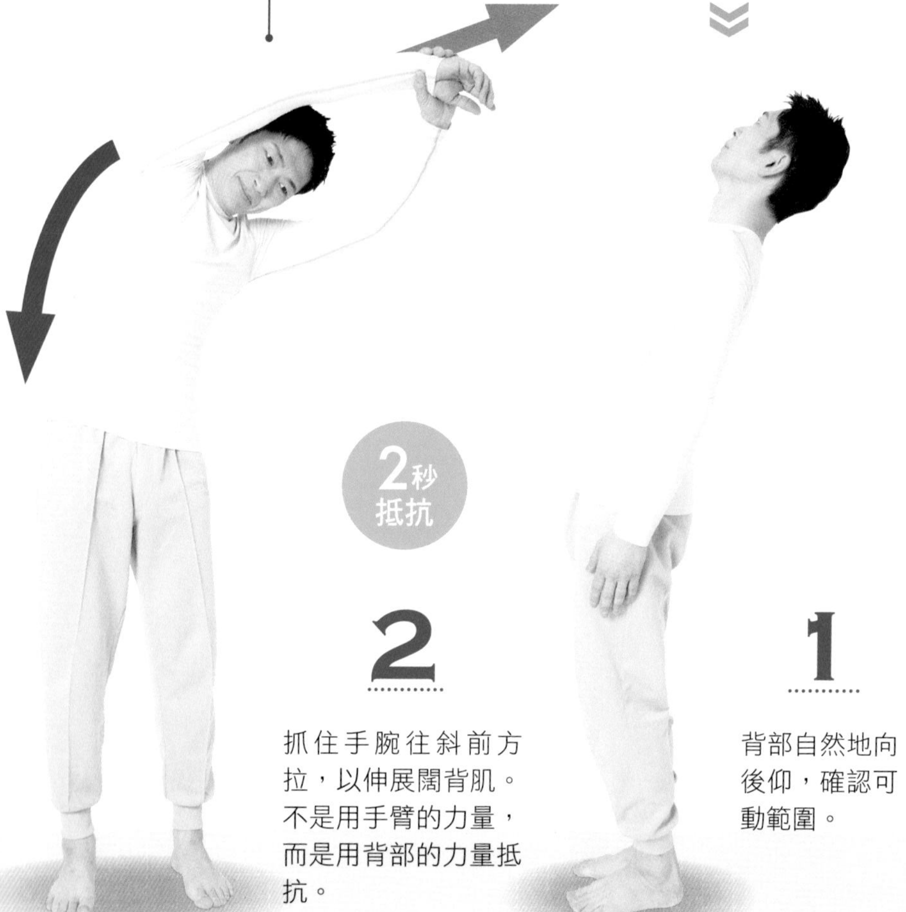

1

背部自然地向後仰，確認可動範圍。

2

抓住手腕往斜前方拉，以伸展闊背肌。不是用手臂的力量，而是用背部的力量抵抗。

腳要確實踩在地上。腳如果懸空，腰也會浮起來，效果就會減半。

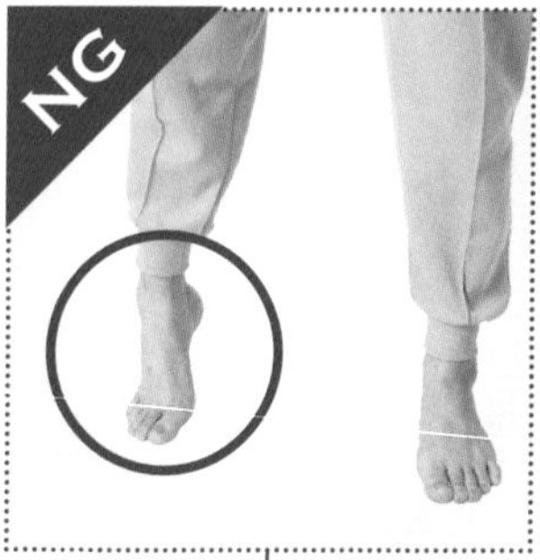

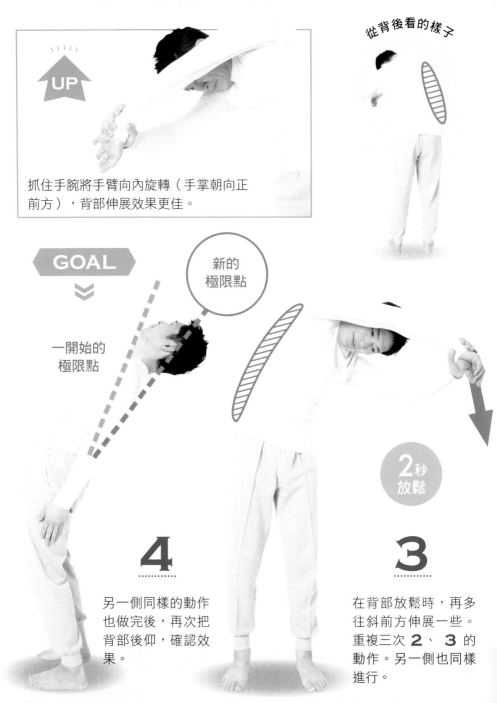

抓住手腕將手臂向內旋轉（手掌朝向正前方），背部伸展效果更佳。

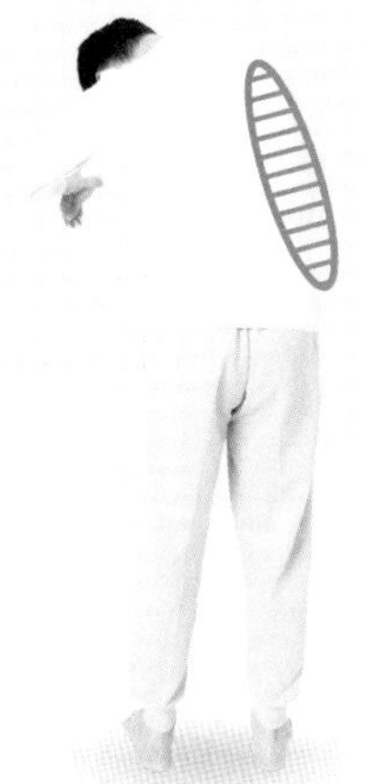

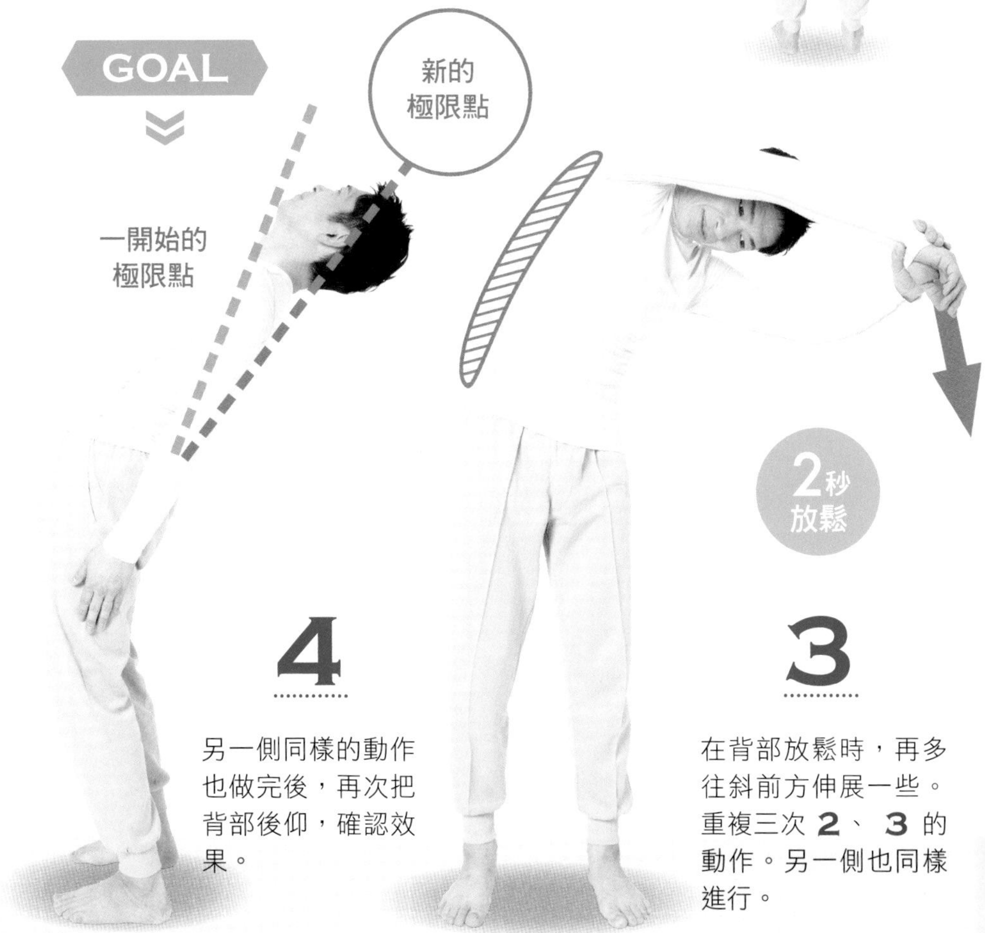

4

另一側同樣的動作也做完後，再次把背部後仰，確認效果。

3

在背部放鬆時，再多往斜前方伸展一些。重複三次 **2**、 **3** 的動作。另一側也同樣進行。

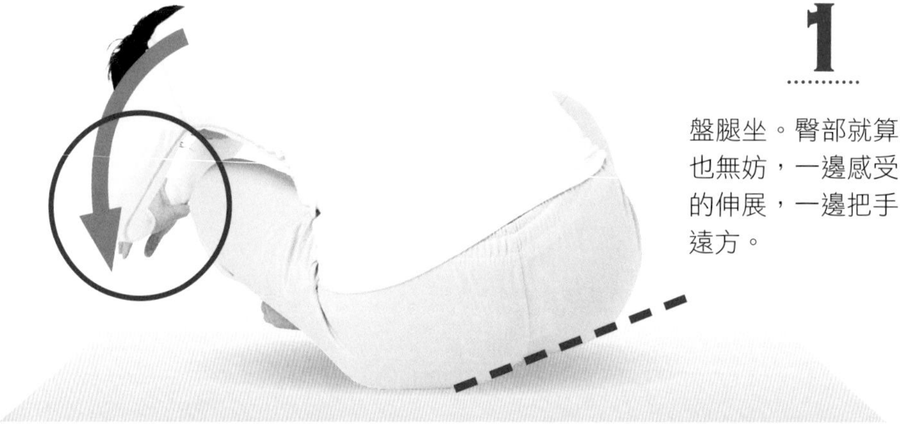

1

盤腿坐。臀部就算翹起也無妨，一邊感受背部的伸展，一邊把手伸向遠方。

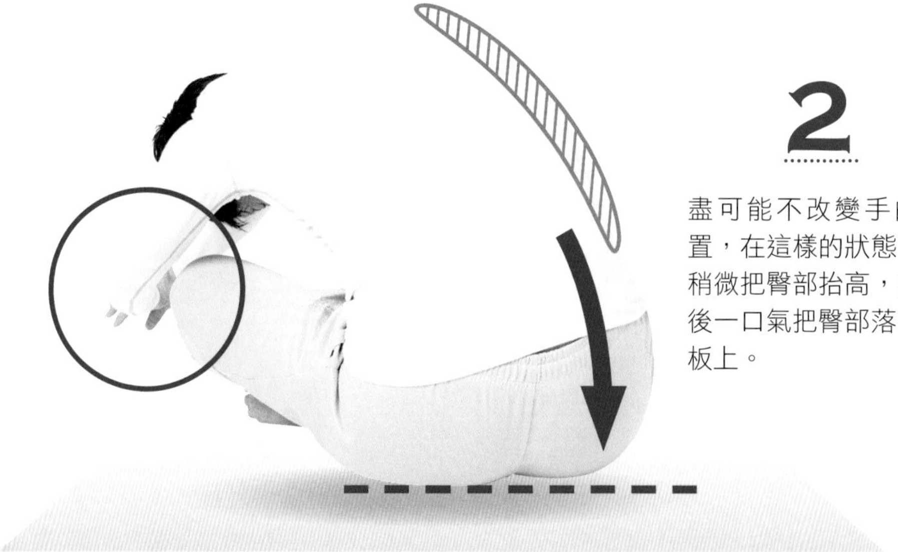

2

盡可能不改變手的位置，在這樣的狀態下，稍微把臀部抬高，放鬆後一口氣把臀部落在地板上。

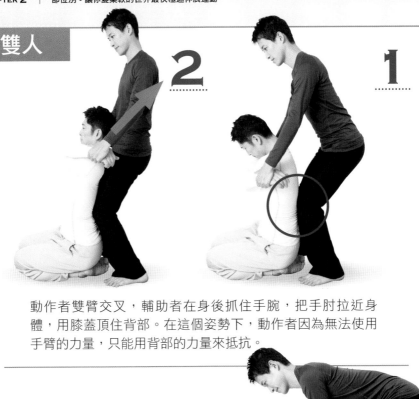

雙人

1

2

動作者雙臂交叉，輔助者在身後抓住手腕，把手肘拉近身體，用膝蓋頂住背部。在這個姿勢下，動作者因為無法使用手臂的力量，只能用背部的力量來抵抗。

1

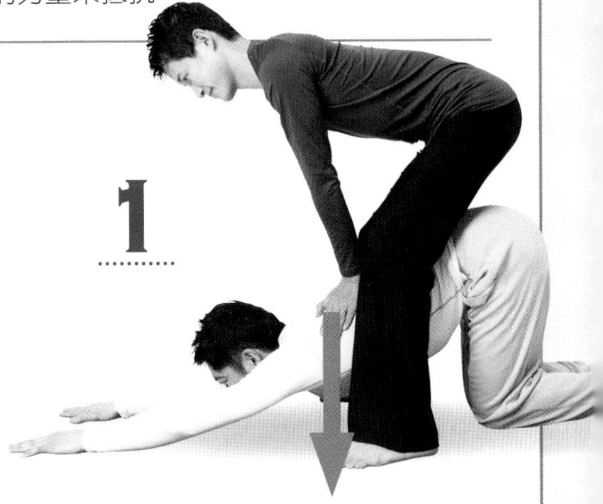

2

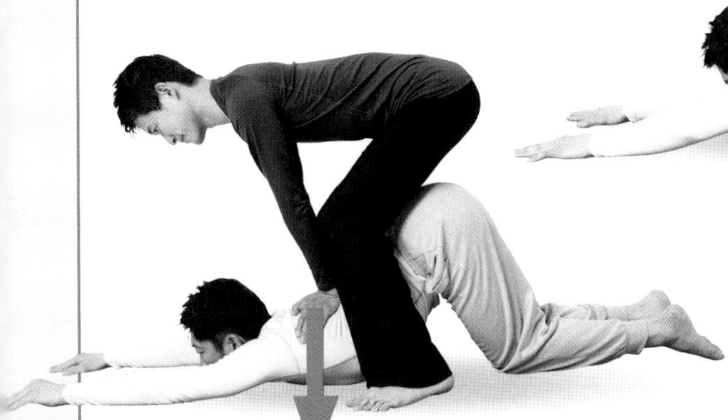

請輔助者協助把肩胛骨下方部位往地板方向壓，重複以背部的力量抵抗、放鬆。

筋膜途徑

把按摩滾輪放在腰部下方，左右擺動腰部。

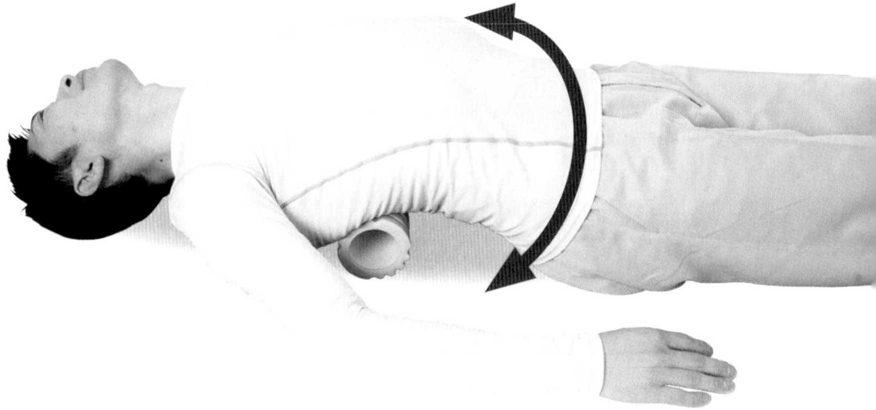

手臂舉高至頭部上方，伸展效果更好。

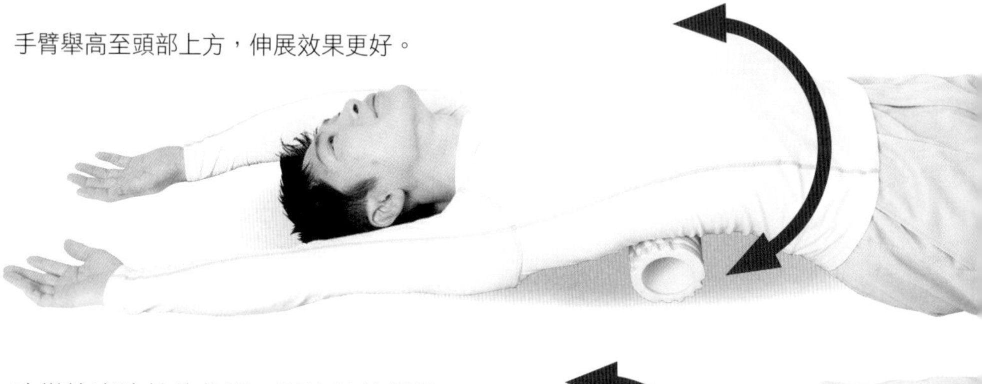

改變按摩滾輪的位置，平均地放鬆整個背部。

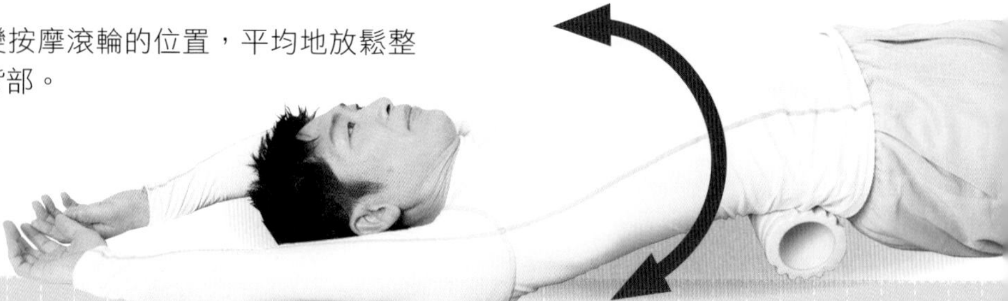

用膝蓋控制身體前後動作，大範圍地放鬆腰部至頸部附近。

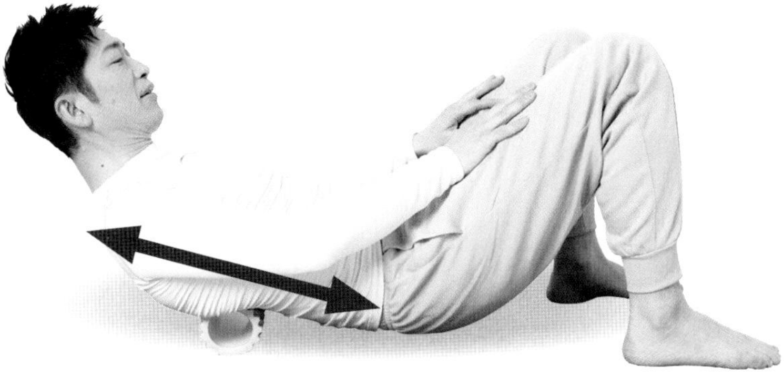

豎起膝蓋，往左右傾倒。

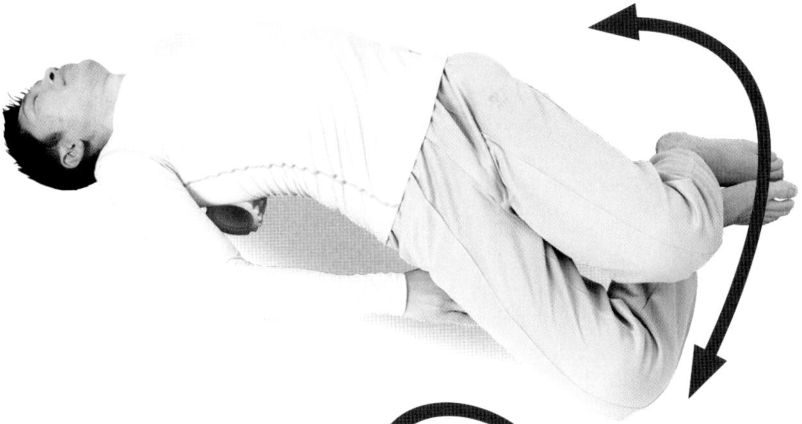

大動作旋轉手臂，以活動肩胛骨。

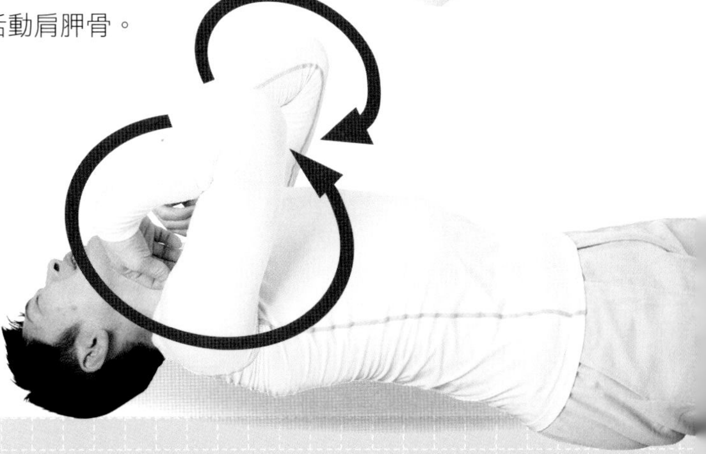

PART 5

體側（腹斜肌）伸展運動

僵硬的原因

運動不足

駝背

激烈的仰臥起坐運動

長時間坐在辦公桌前

在彎腰的姿勢下工作

透過提高柔軟度能夠期待的效果

腰部曲線顯現

改善腰痛

身體更容易側倒

在足球等運動的動作上更為俐落

身體更容易扭轉

各個肌肉的功能

腹斜肌除了讓軀幹往前或側倒、扭轉外，還有提高腹內壓（Intra-Abdominal Pressure，IAP）、保護腹部內臟的作用。

從俯臥的姿勢要抬起上半身時，需要腹斜肌與腹直肌合作，才能動作。如果這個部位僵硬，就會容易出現駝背、腰痛等狀況。

這一部分要意識到的主要肌肉

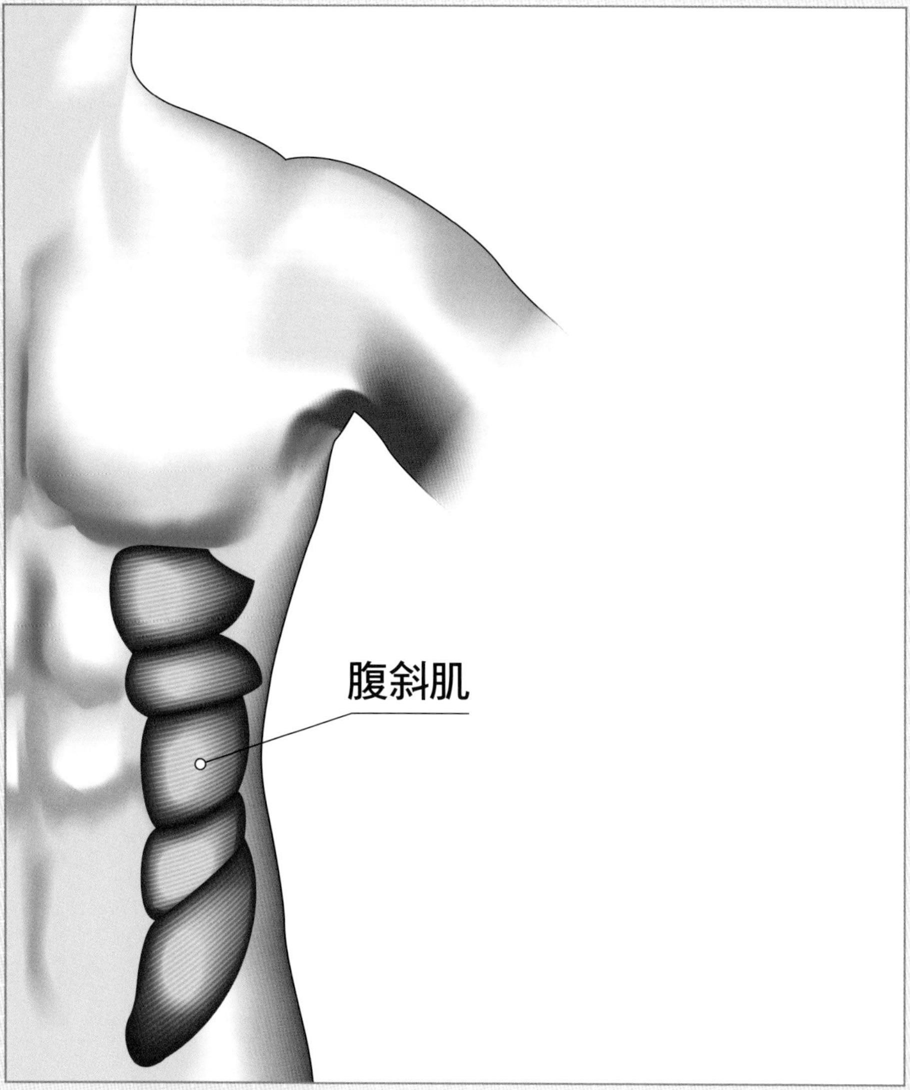

P64～69介紹的伸展運動
影像請參考

體側伸展

腦科學途徑

START

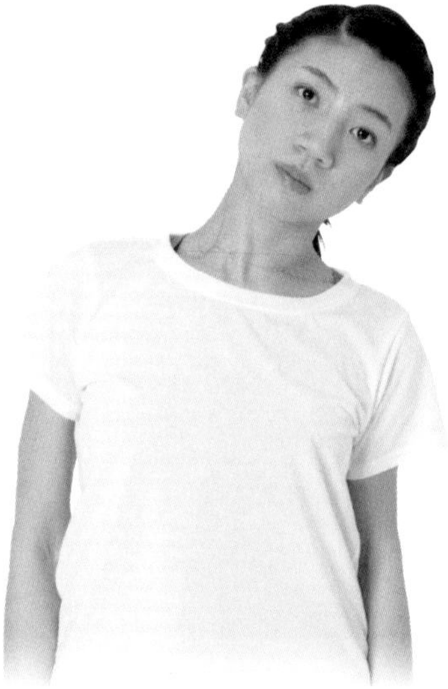

1

上半身自然地往側邊傾倒，
在停下的地方開始動作。

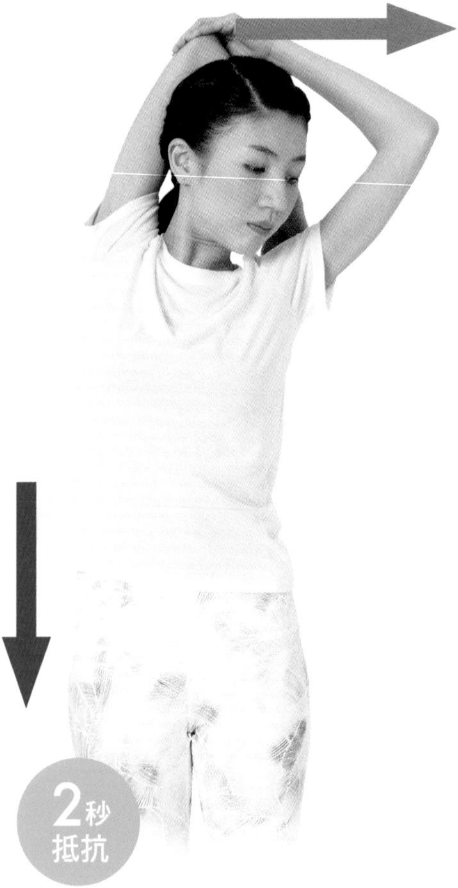

2

抓住手肘，在身體側倒的同
時，反方向抵抗這股力量，並
往下施力。

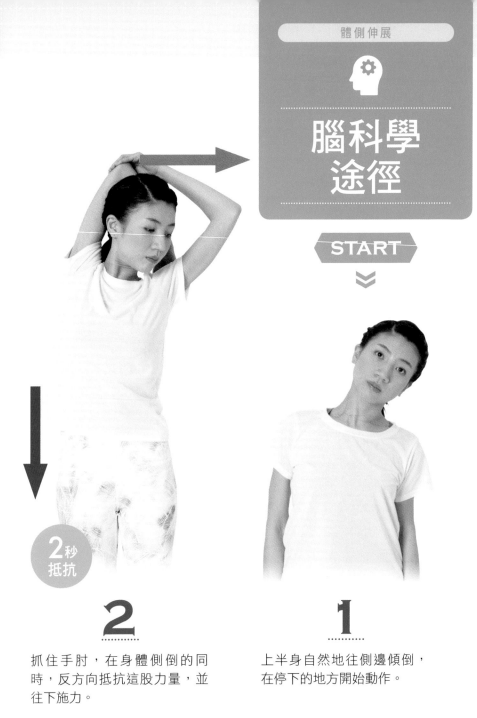

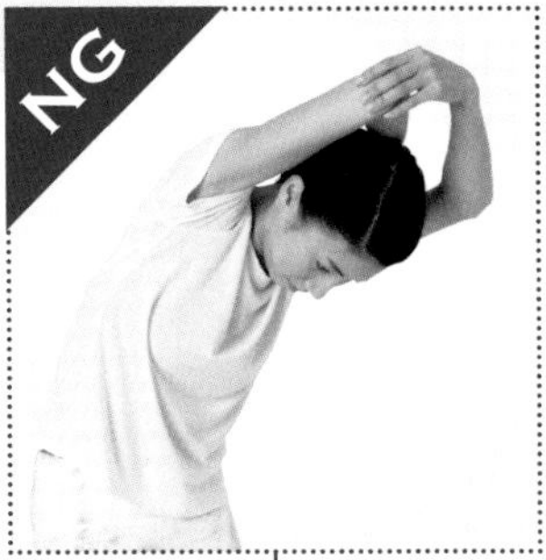

必須意識到自己是往側邊傾倒。如果變成前傾，就會變成在伸展背部，而不是體側了。

GOAL

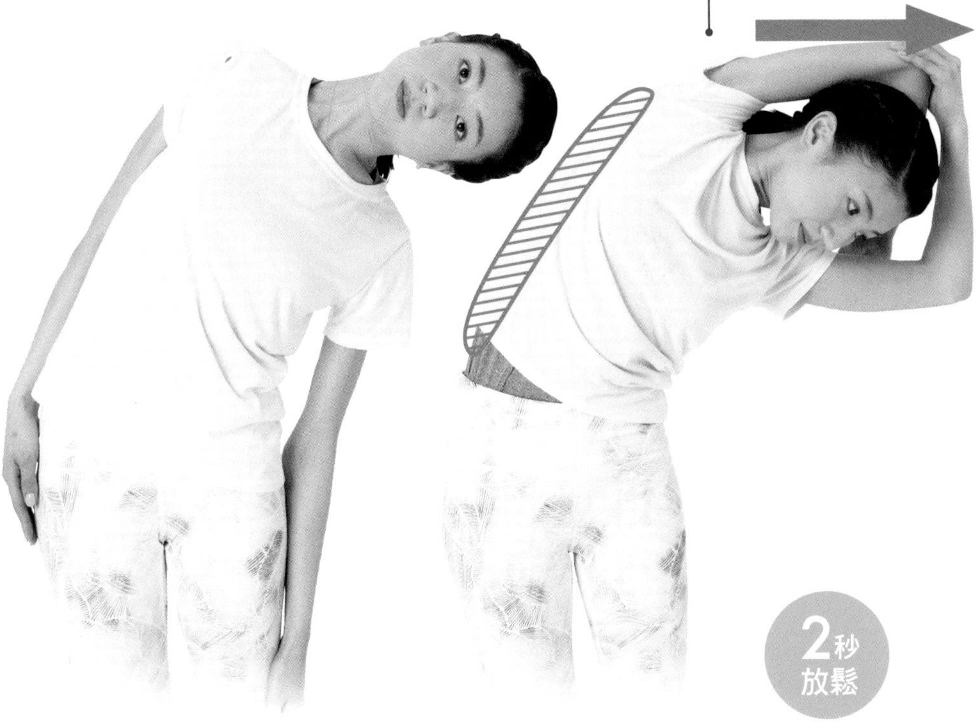

4

重複動作**2**、**3**三次之後，再度把上半身倒向側邊，確認效果。可以往左右兩側側倒，並互相比較看看，就能實際感受到練習的效果。

3

體側放鬆，再更往側邊拉。

1

往斜上方伸展兩秒。

2

放鬆。

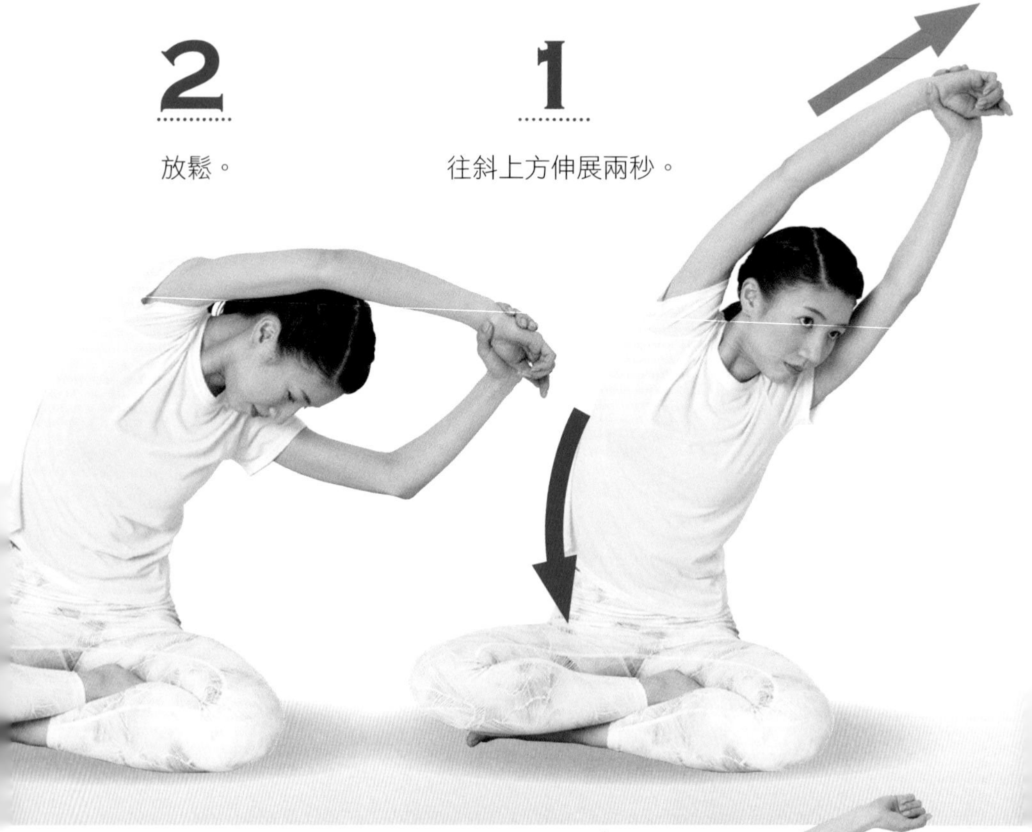

DOWN

上半身如果不穩定，可以
用手支撐。

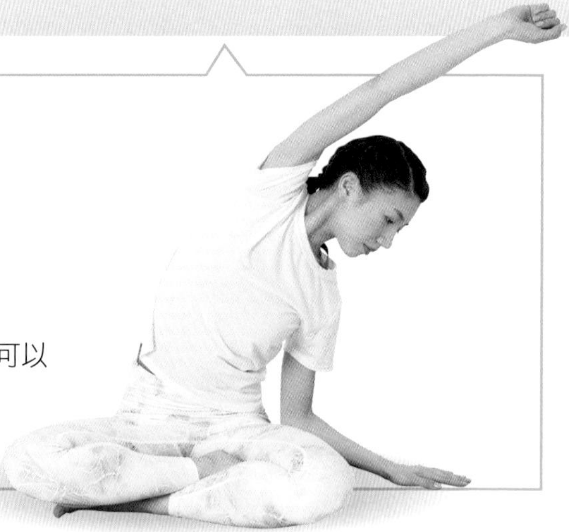

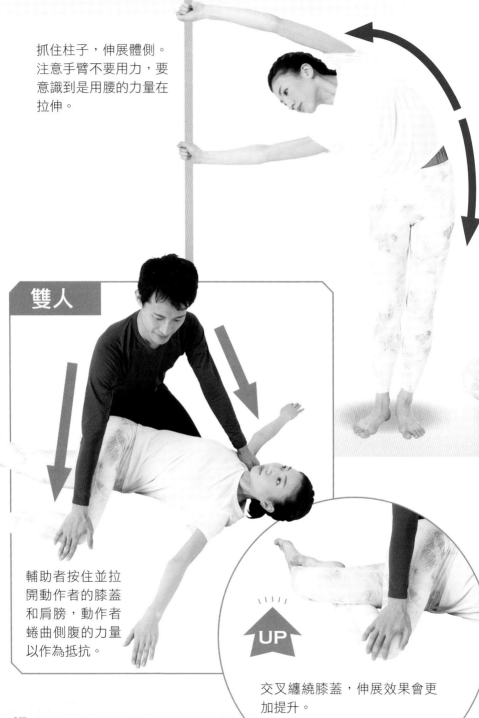

抓住柱子，伸展體側。注意手臂不要用力，要意識到是用腰的力量在拉伸。

雙人

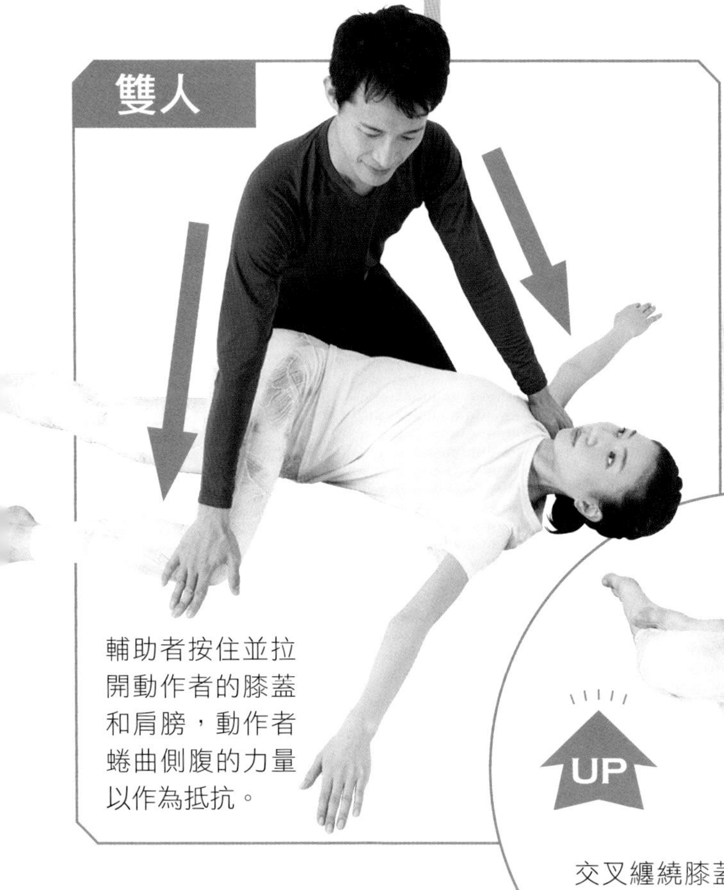

輔助者按住並拉開動作者的膝蓋和肩膀，動作者蜷曲側腹的力量以作為抵抗。

交叉纏繞膝蓋，伸展效果會更加提升。

體側伸展

筋膜途徑

各 30秒

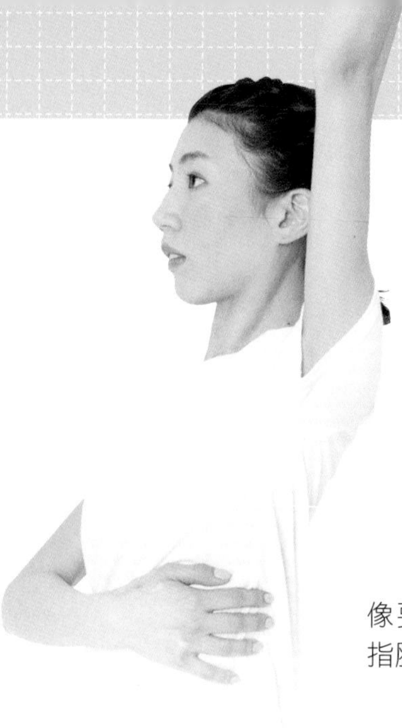

像要剝下肋骨和肌肉一樣，用指腹放鬆肋骨和肌肉。

1

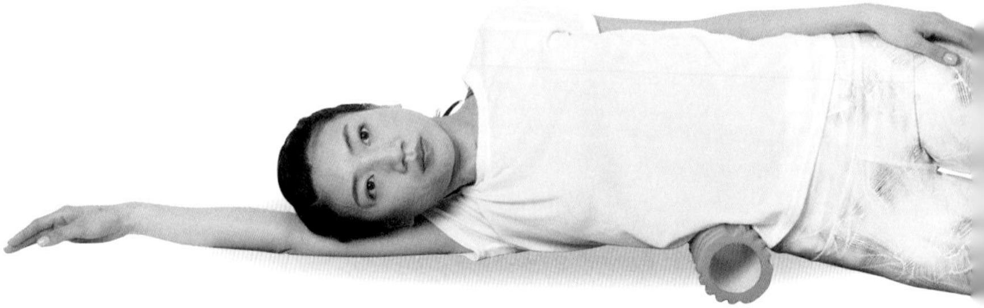

把身體靠在按摩滾輪上，從腋下一直到腰骨，一點一點改變按摩滾輪的位置。

2

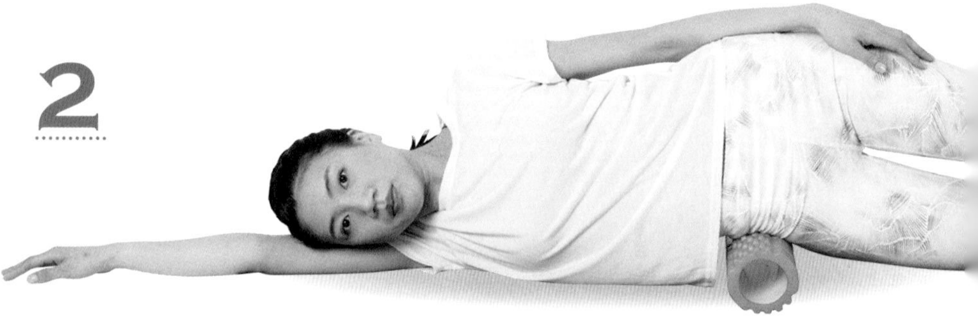

1

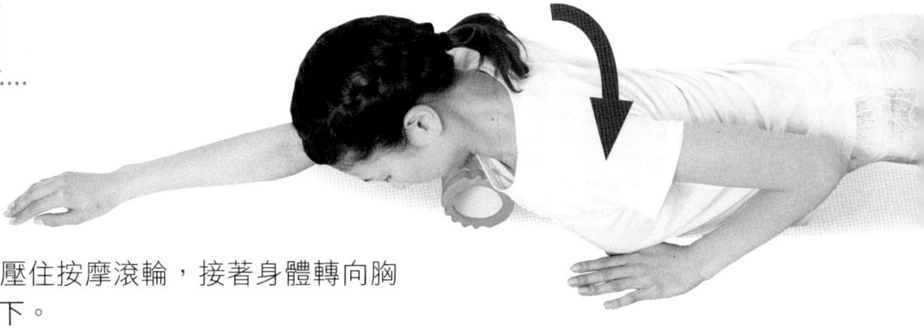

體側壓住按摩滾輪，接著身體轉向胸側倒下。

2

再從1的姿勢轉為背部朝後仰倒。

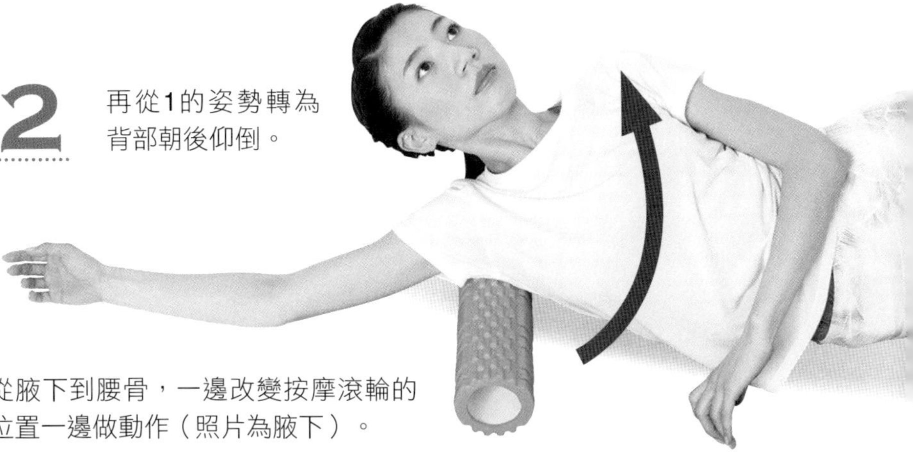

從腋下到腰骨，一邊改變按摩滾輪的位置一邊做動作（照片為腋下）。

雙人

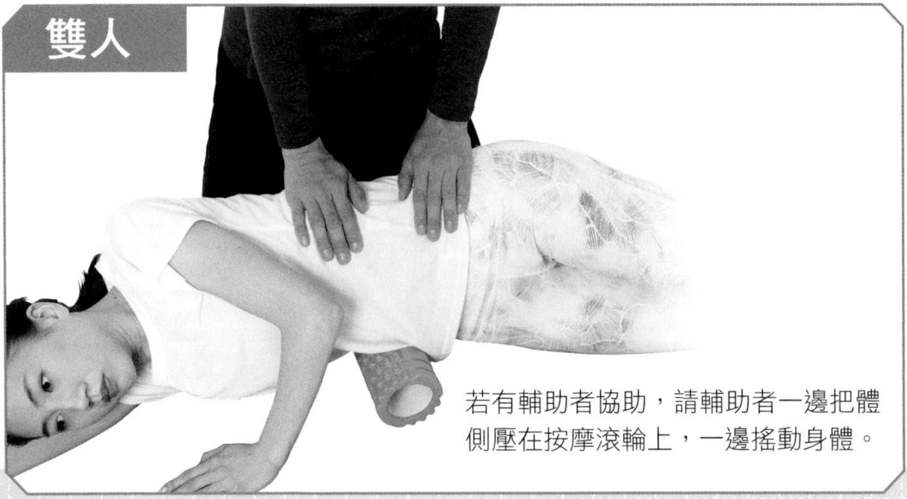

若有輔助者協助，請輔助者一邊把體側壓在按摩滾輪上，一邊搖動身體。

PART 6 胸部（胸大肌）伸展運動

僵硬的原因

運動不足

長時間坐在辦公桌前

滑手機時間太長

駝背

透過提高柔軟度能夠期待的效果

消除駝背

姿勢變好

改善肩膀痠痛

球可以丟得更快更遠

打排球時能擊出強力扣球

各個肌肉的功能

胸大肌能讓手臂往前推、往內側旋轉。在伏地挺身或引體向上時可以發揮作用。

如果這部位僵硬，肩膀容易往內縮，導致駝背。

這一部分要意識到的主要肌肉

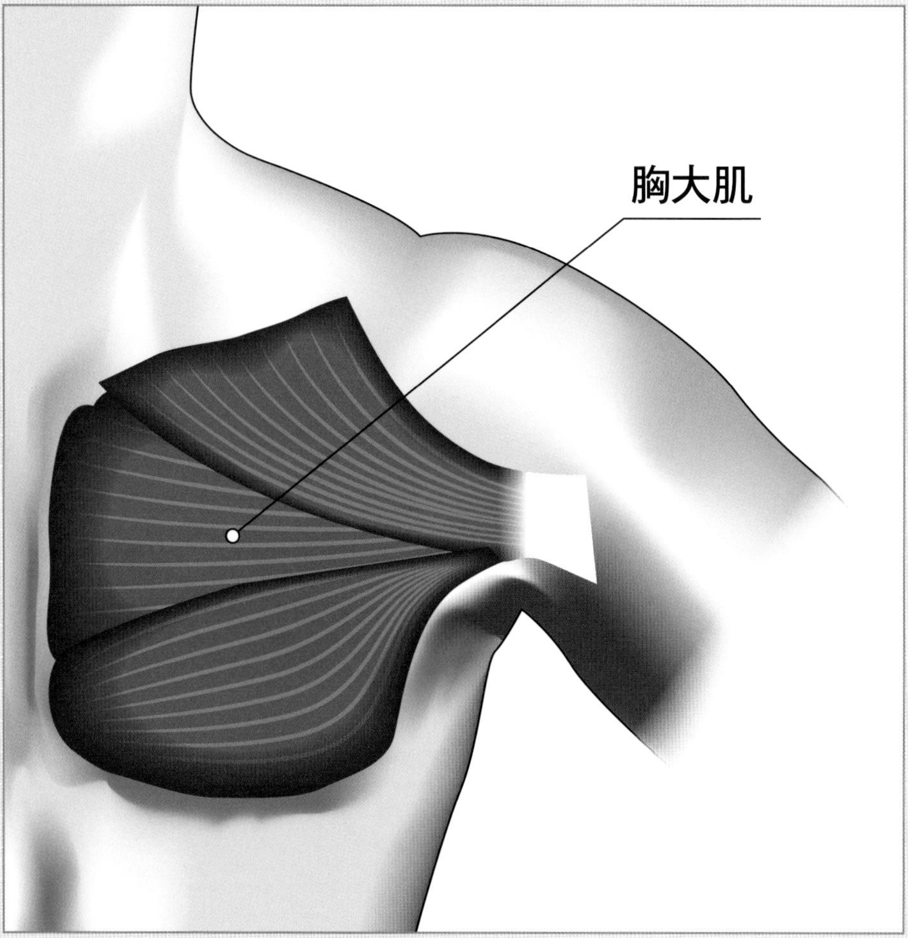

P72～77介紹的伸展運動
影像請參考

胸部伸展

腦科學途徑

站著進行時

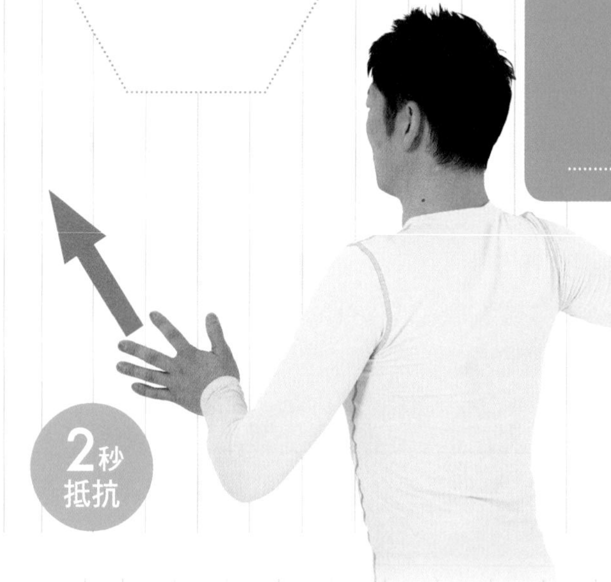

1

一隻手從指尖到肩膀抵住牆壁，挺起胸膛。另一隻手壓住牆壁，用胸部的力量抵抗。

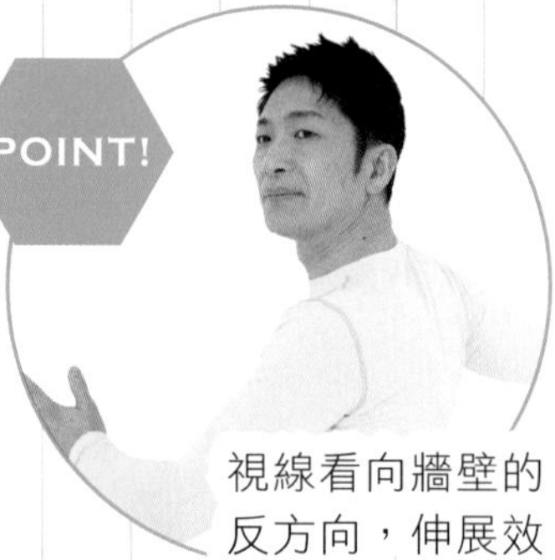

視線看向牆壁的反方向，伸展效果更佳。

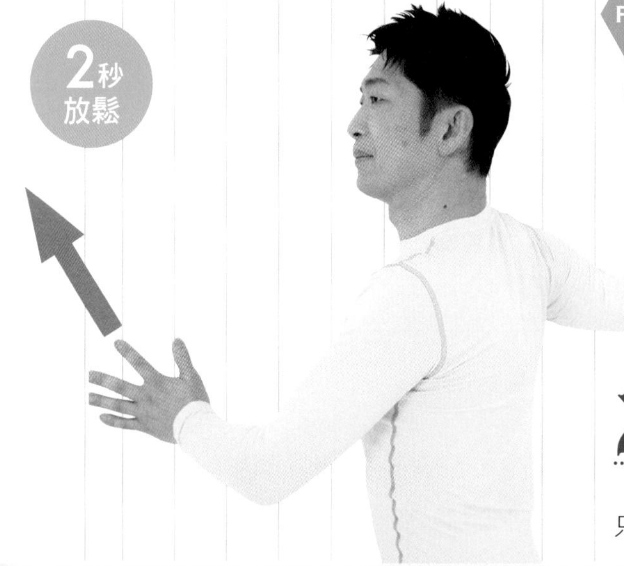

2

只放鬆胸部。重複三次。

躺著進行時

2秒
抵抗

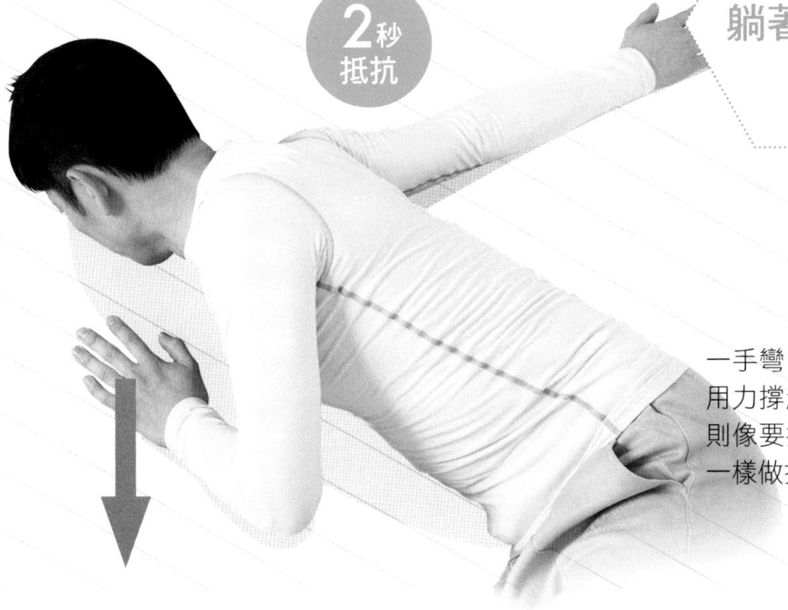

1

一手彎曲撐住地板，用力撐起身體，胸部則像要把身體壓下去一樣做抵抗。

2秒
放鬆

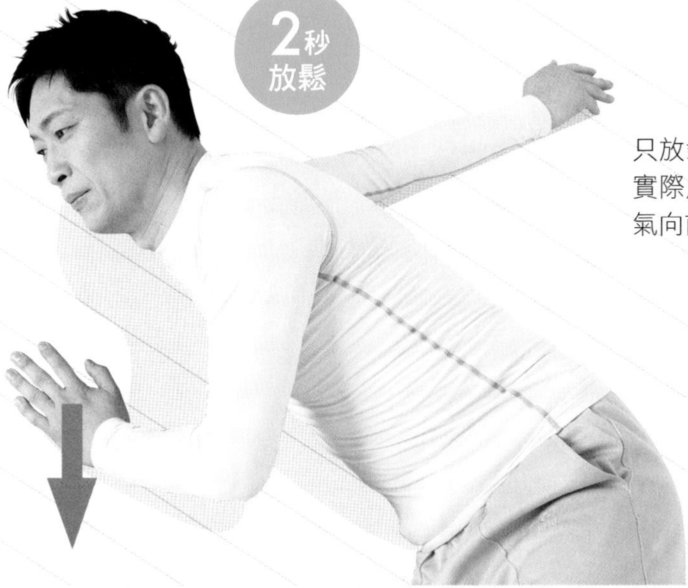

2

只放鬆胸部時，就能實際感受到胸部一口氣向前的感覺。

應用

如果改變手臂的高度，伸展的部位也會隨之改變。

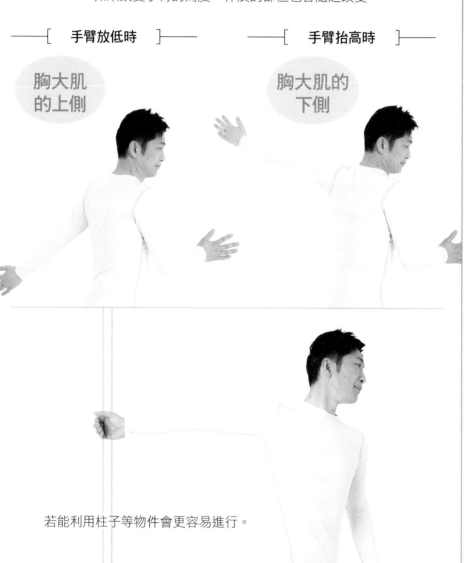

手臂放低時

手臂抬高時

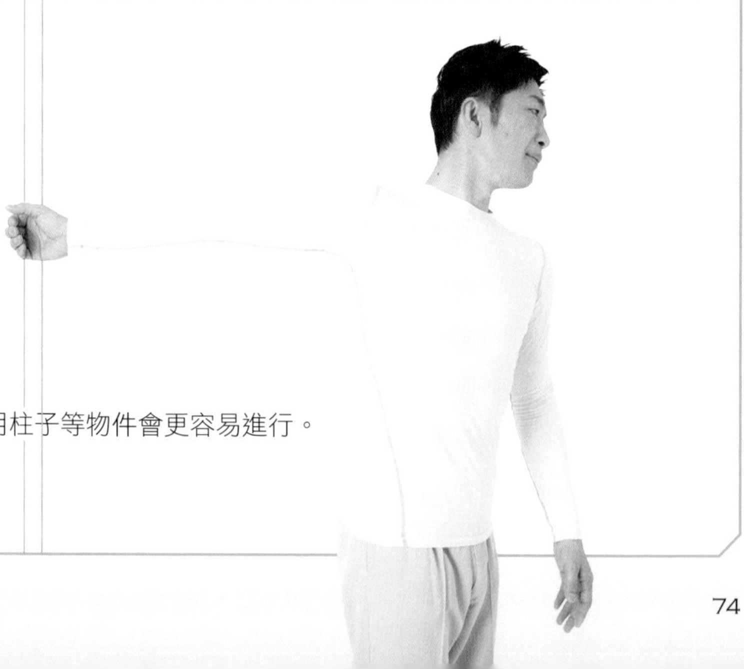

若能利用柱子等物件會更容易進行。

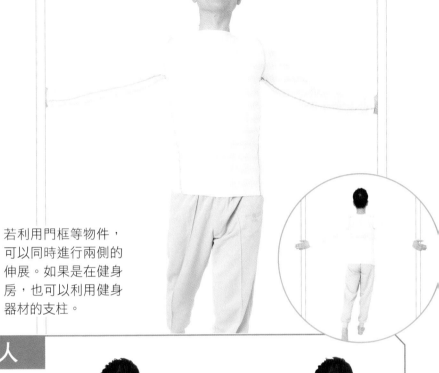

若利用門框等物件，可以同時進行兩側的伸展。如果是在健身房，也可以利用健身器材的支柱。

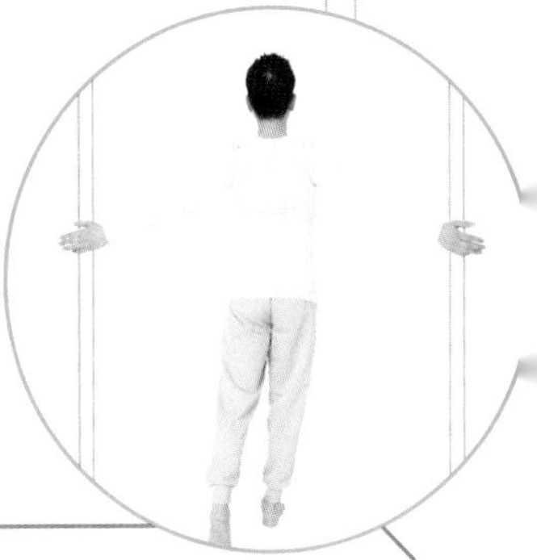

雙人

1

輔助者站在身後，用膝蓋固定背部，施力拉開手臂。

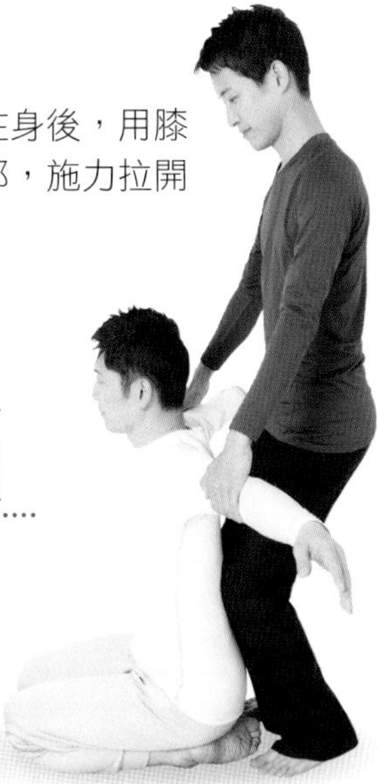

2

挺起胸部抵抗兩秒，然後放鬆。

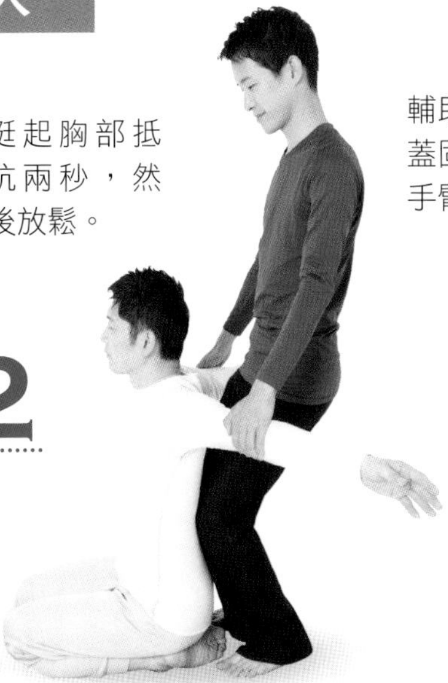

胸部伸展

筋膜途徑

各 30秒

用手或球體等放鬆胸大肌和附著在骨骼上的部位（手臂根部、鎖骨下方、胸部正中央）感到僵硬的地方。

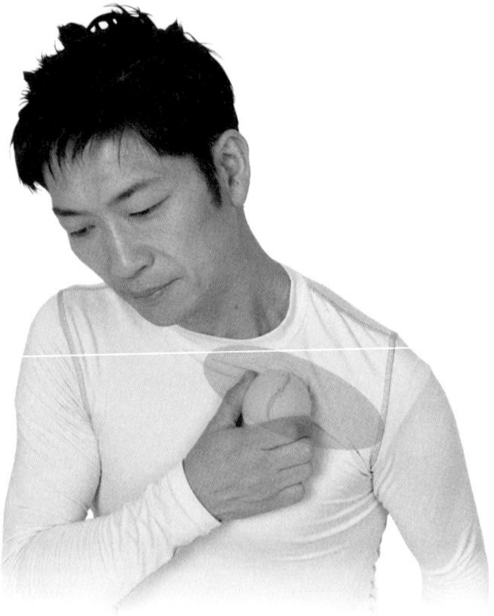

鎖骨下方

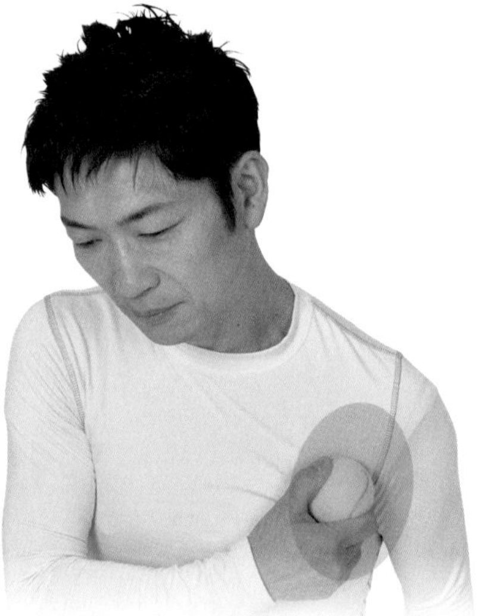

手臂根部

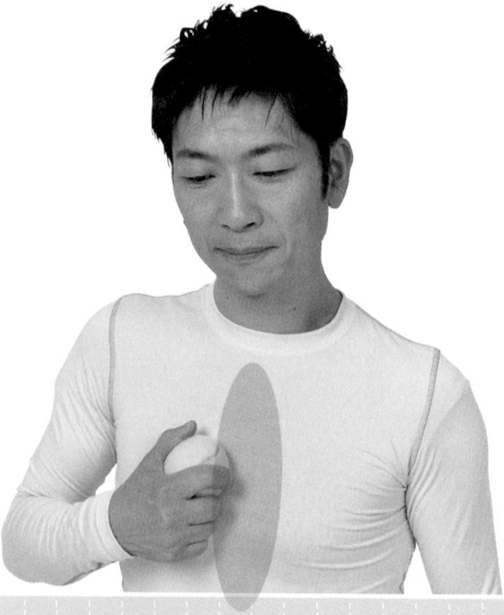

胸部正中央

（胸大肌附著在肋骨上的部分）

按摩滾輪貼靠身體的方法有三種

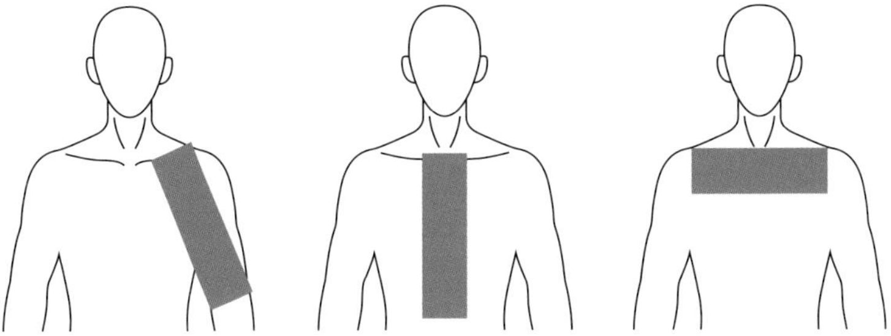

一邊改變按摩滾輪靠住身體的位置，一邊放鬆整體。

搖動身體，像畫出弧形一般地活動手臂。

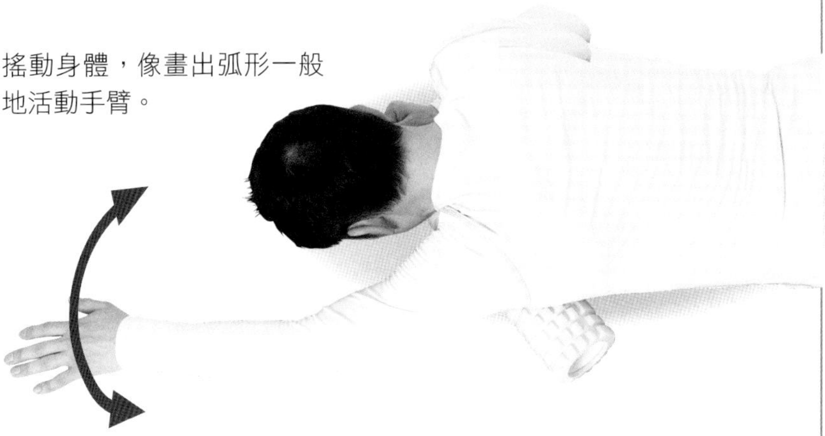

高舉手臂，像畫大圓般轉動。

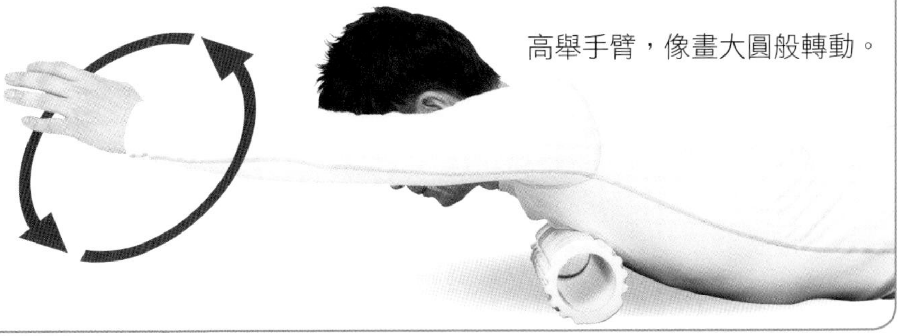

PART 7

大腿前側（股四頭肌、髂腰肌）伸展運動

僵硬的原因

- 運動不足
- 運動過度
- 膝蓋彎曲的姿勢
- 工作需要久站

透過提高柔軟度能夠期待的效果

- 改善腰痛
- 膝蓋能伸展、下半身穩定
- 跑步的步伐變大
- 腳可以舉得更高
- 可把球踢得更快更遠

各個肌肉的功能

股四頭肌是伸展膝蓋的大肌肉，站立、走路等下半身運動都要靠它。

髂腰肌除了可以讓腳往前踢之外，還有讓骨盆保持前傾姿勢的功能。

如果這個部位僵硬，血液循環會變差，容易引發腳部浮腫、冰冷等狀況。

這一部分要意識到的主要肌肉

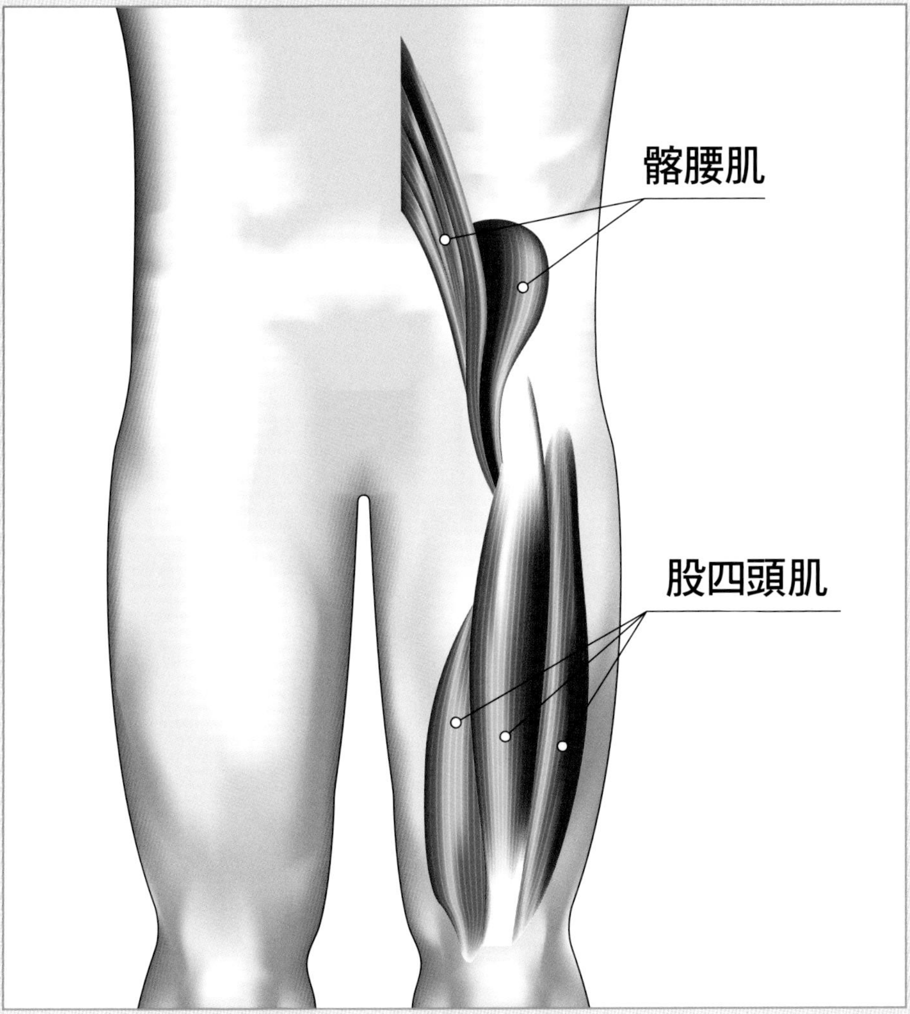

P80～85介紹的伸展運動
影像請參考

大腿前側伸展

腦科學途徑

地板太硬時，可以在膝蓋下方鋪上毛巾保護膝蓋。

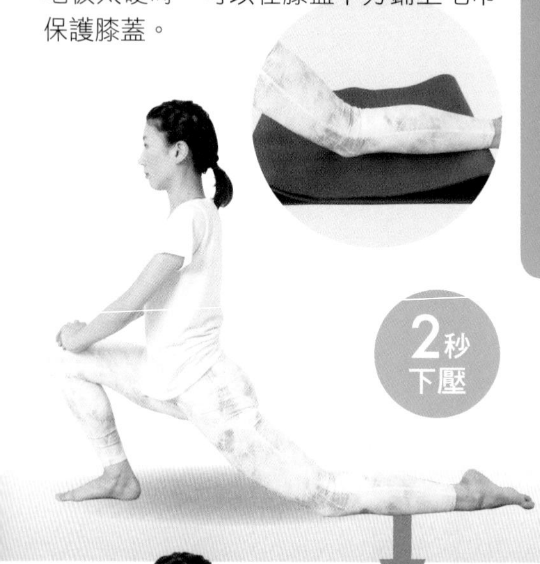

1

伸展鼠蹊部並將身體下壓，另一隻腿膝蓋以下的部分持續下壓地板。這個作用力會讓人覺得上半身有點升起的感覺。

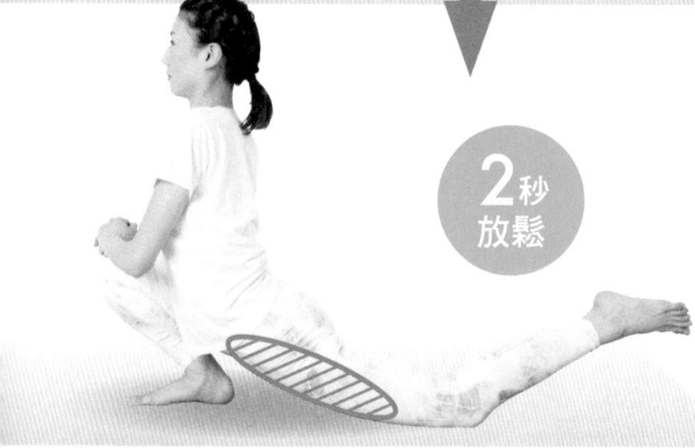

2

全身放鬆。上半身下沉，後腿膝蓋以下的地方輕輕浮起。前腳再往前踏出一些後，再重複同樣的動作三次。

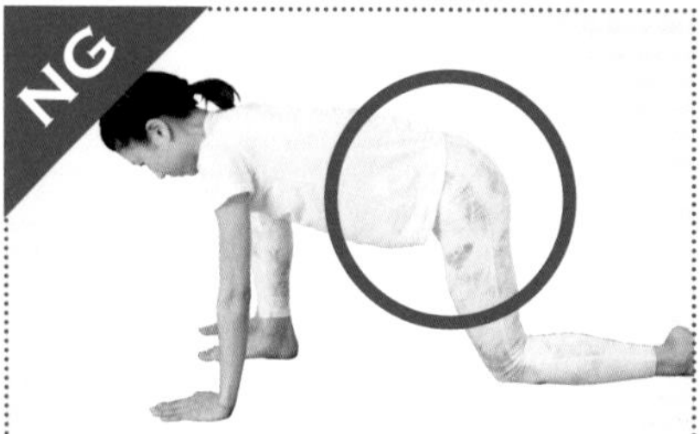

鼠蹊部如果沒有伸直展開，大腿前側就無法更伸展。

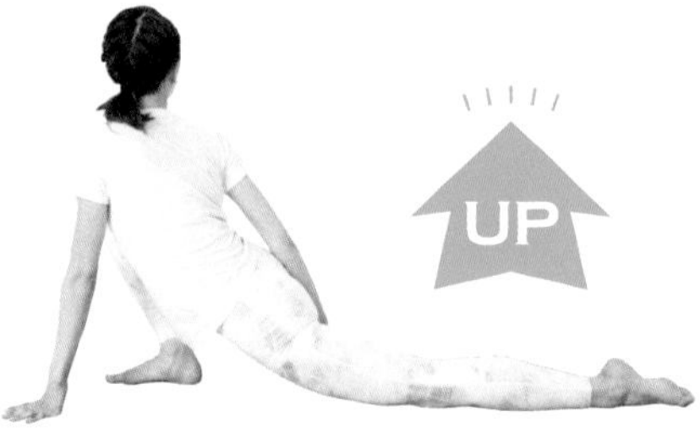

上半身往腳立起來的一側扭轉，伸展效果更好。

1

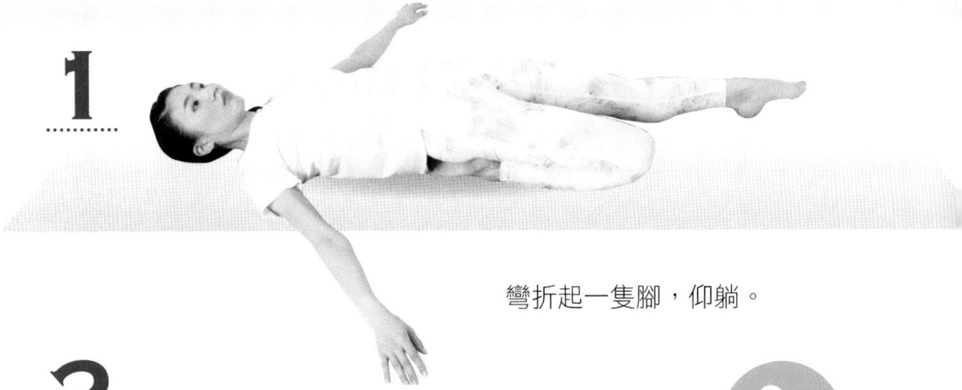

彎折起一隻腳，仰躺。

2

2秒
下壓

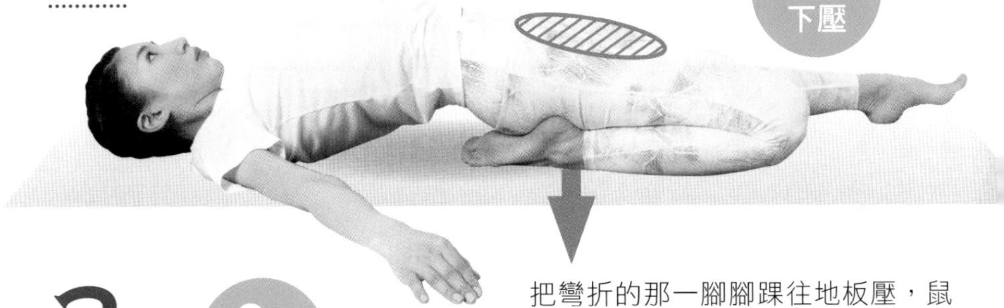

把彎折的那一腳腳踝往地板壓，鼠蹊部（大腿根部附近）就能獲得伸展。

3

2秒
放鬆

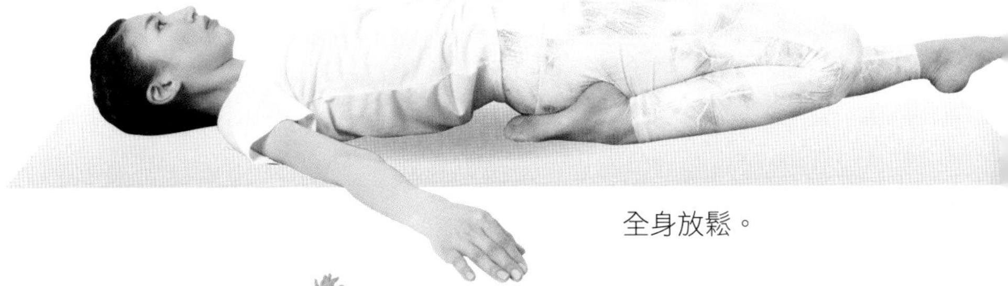

全身放鬆。

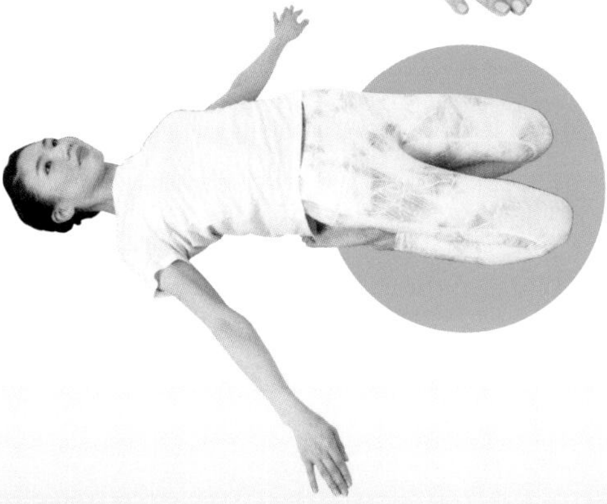

做得到的人可以同時
彎折雙腿進行伸展。

如照片的姿勢一般，將膝蓋以下的部位貼立在牆壁上，做踢的動作。比起P80的姿勢，大腿前側能獲得更強的伸展。

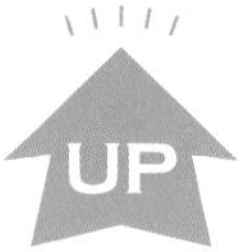

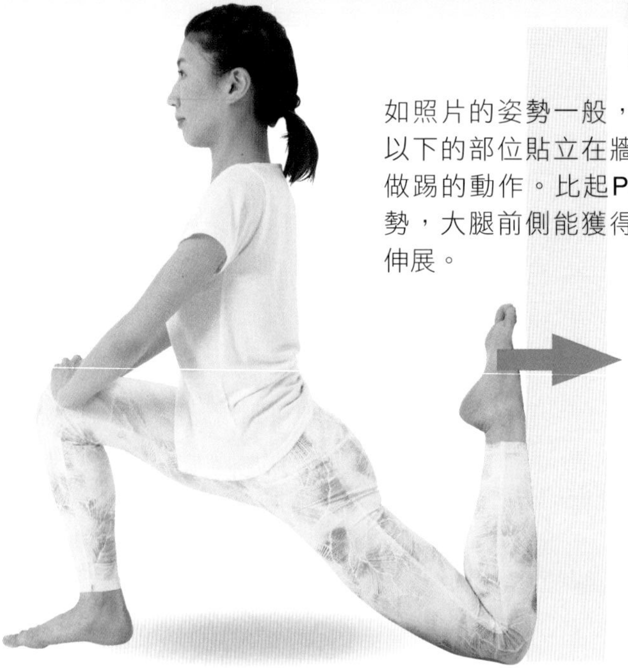

1

後腿壓在牆上。這個作用力會讓上半身稍微有點抬起。

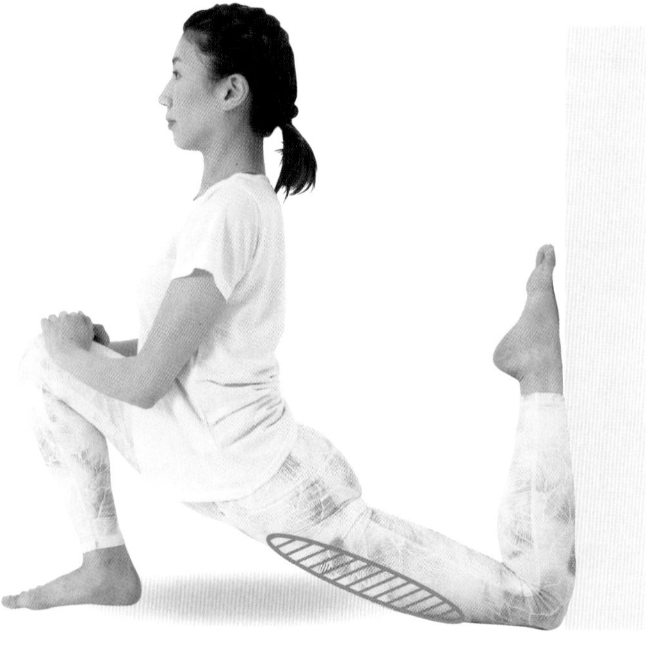

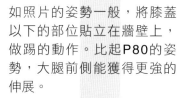

2

放鬆時身體下沉。前腳再往前踏出一些後，再重複相同的動作。

雙人

輔助者從上方壓住肩膀，進行如右頁的練習。

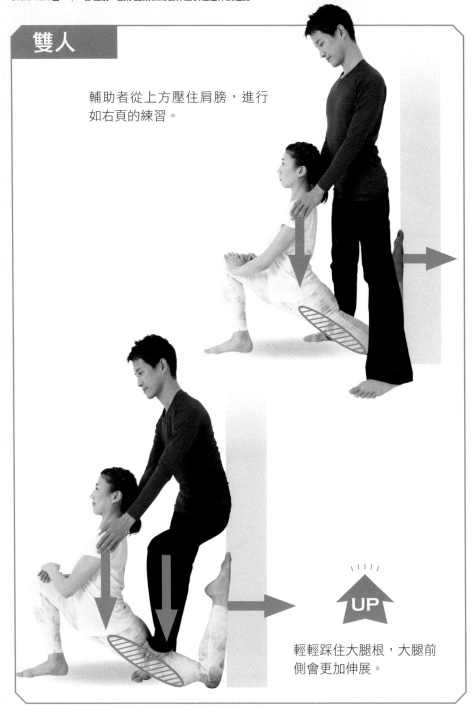

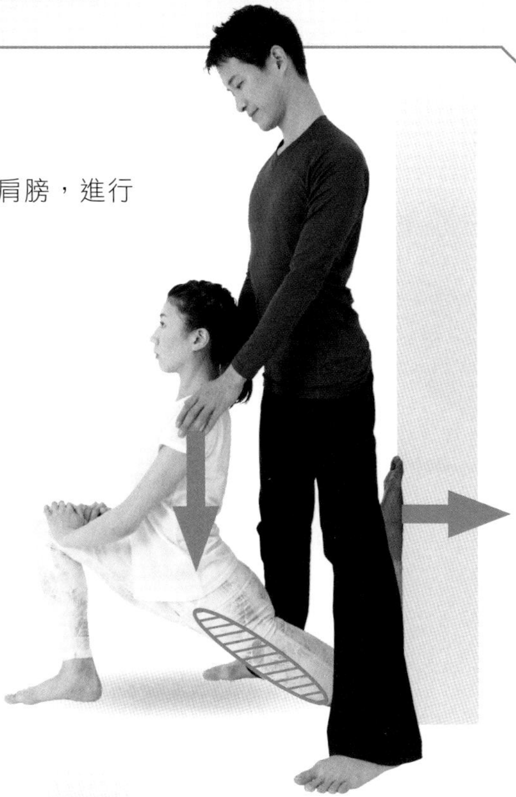

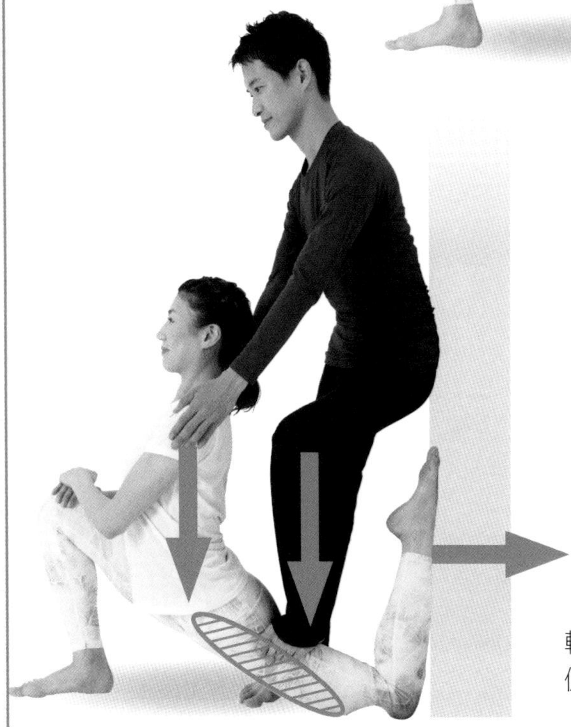

輕輕踩住大腿根，大腿前側會更加伸展。

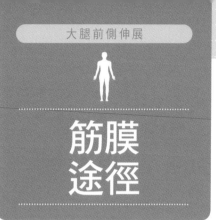

筋膜途徑

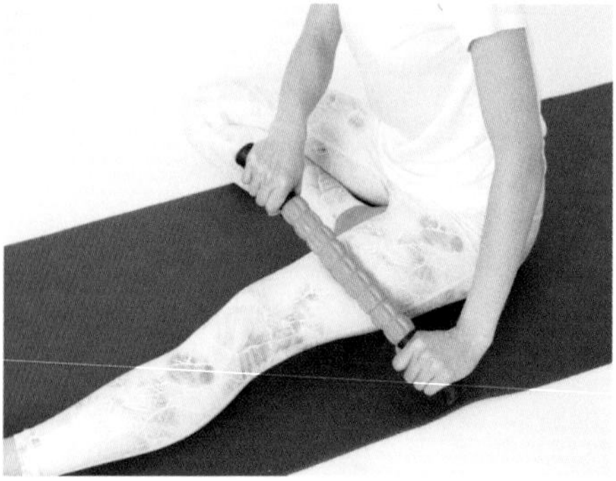

放鬆大腿前側的肌肉。

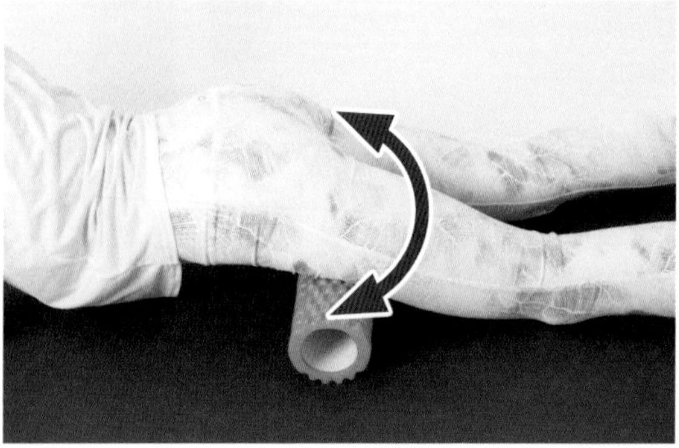

用手臂支撐身體，在俯臥狀態下，雙腿靠在按摩滾輪上，左右小幅度搖動雙腿。

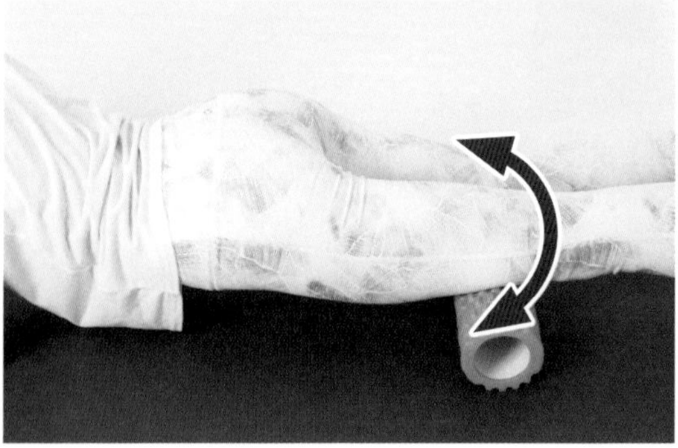

改變按摩滾輪的位置，按摩膝蓋上方至鼠蹊部，邊放鬆整個大腿前側。

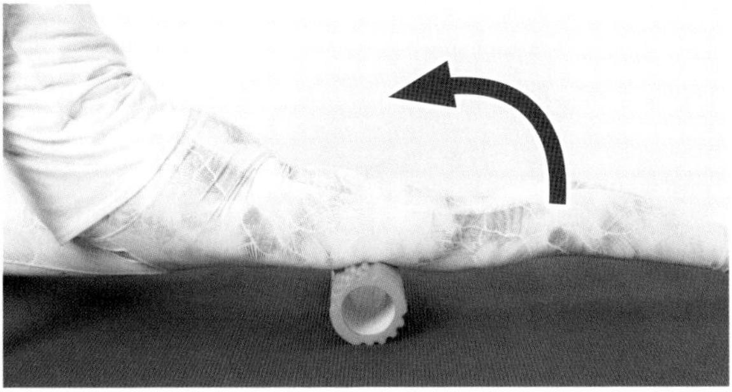

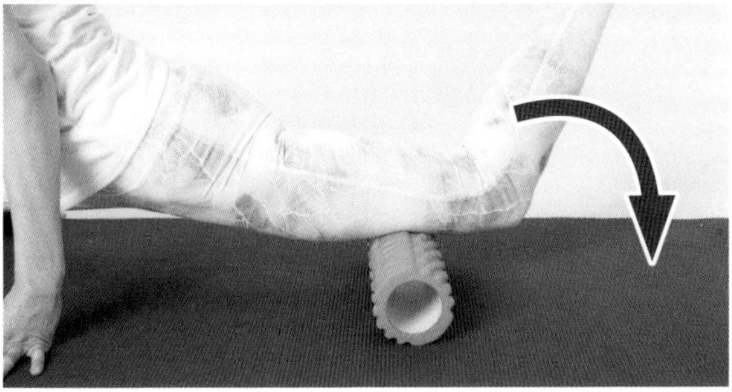

雙腿壓住按摩滾輪，
膝蓋一伸一屈。

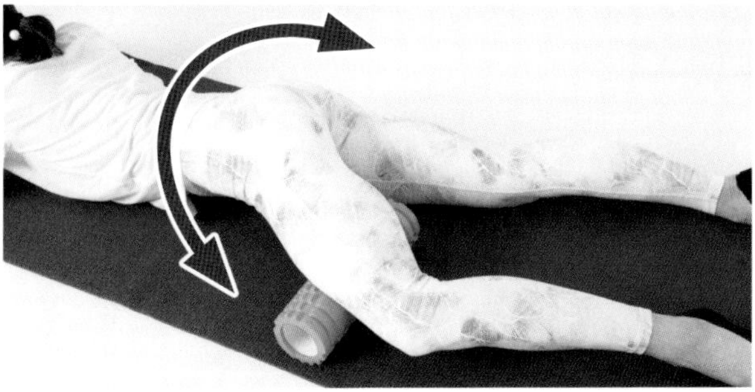

大腿前側壓在按摩滾輪上，身體輪流往左右傾倒。

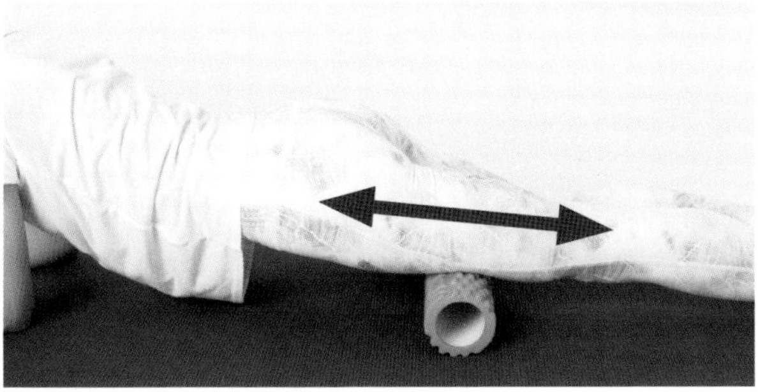

大腿前側壓在按摩滾輪上，身體前後大幅移動，按摩鼠蹊到膝蓋上方的位置。手臂撐住會比較容易控制身體。

PART 8

大腿後側（大腿後肌群、臀大肌）伸展運動

僵硬的原因

- 長時間坐在辦公桌前
- 工作需要久站
- 運動不足
- 運動過度

透過提高柔軟度能夠期待的效果

- **讓站立、坐下的動作變得順暢**
- **跑步的步伐變大**
- **能跳得更高**
- **爬坡或爬樓梯變得更輕鬆**

各個肌肉的功能

大腿後肌群和臀大肌的功能是在伸展膝關節、維持直立姿勢、跑跳、向後抬腿等。此外，也有讓膝蓋穩定彎曲的功能。

如果這個部位僵硬，容易導致下半身肥胖、臀部下垂等。

這一部分要意識到的主要肌肉

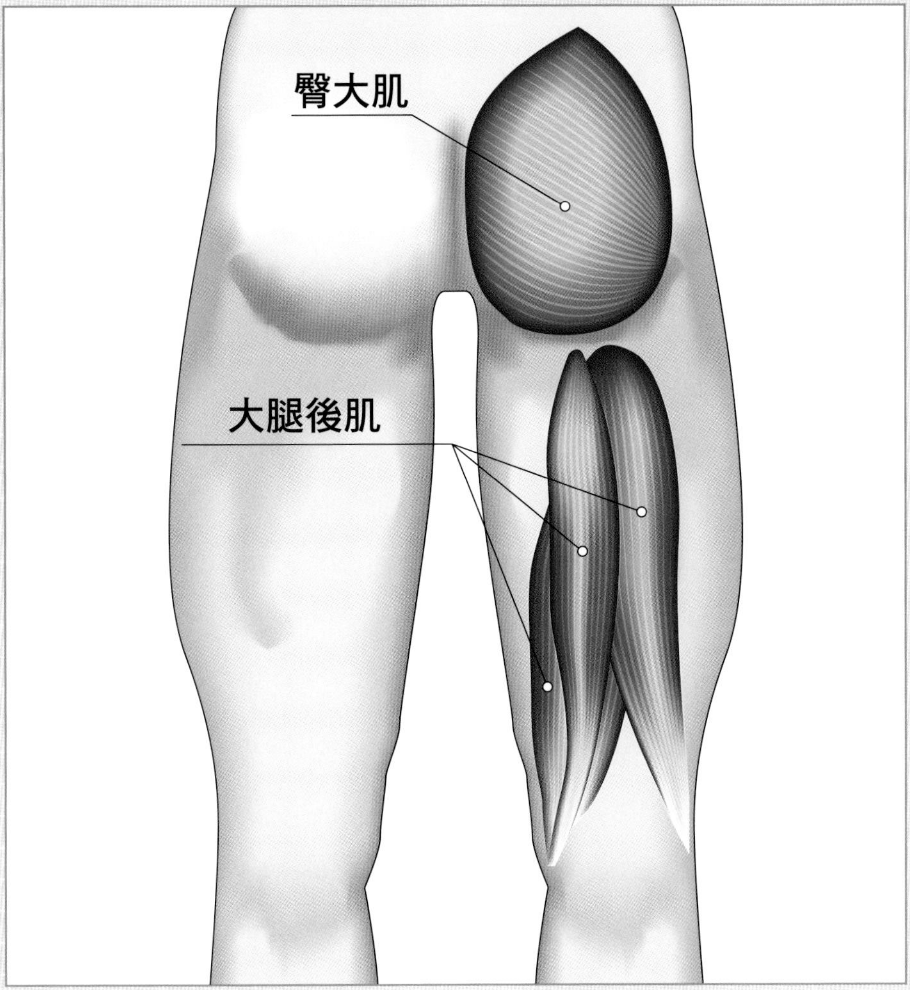

P88～93介紹的伸展運動
影像請參考

大腿後側伸展

腦科學途徑

如果膝蓋彎曲，大腿後側就無法伸展。

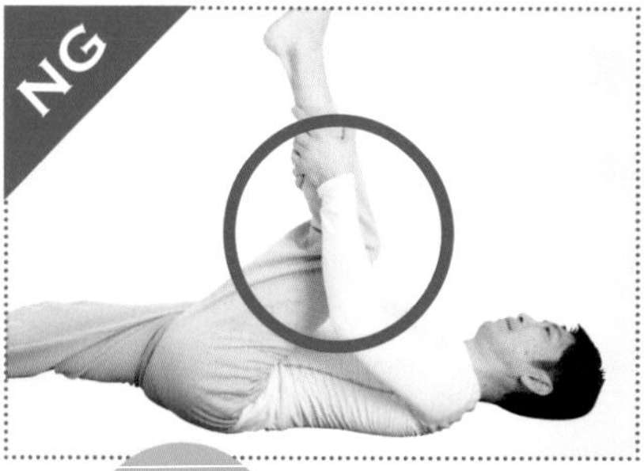

1

2秒
抵抗

抓住腳踝往上半身拉近，用大腿後側的力量抵抗。

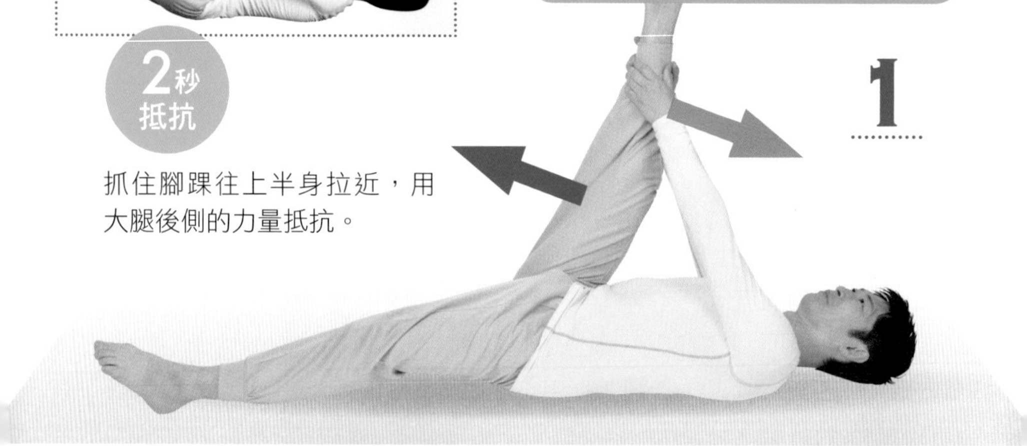

2

放鬆大腿後側。
重複三次。

如果手摸不到腳踝，可以用彈力帶拉住腳踝，再進行動作。

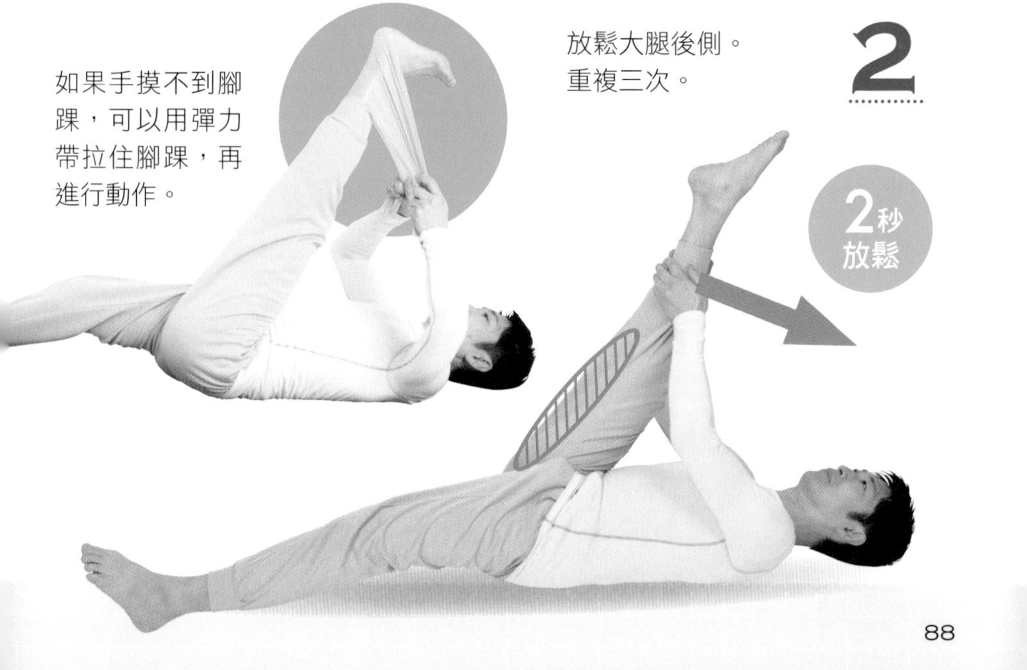

2秒
放鬆

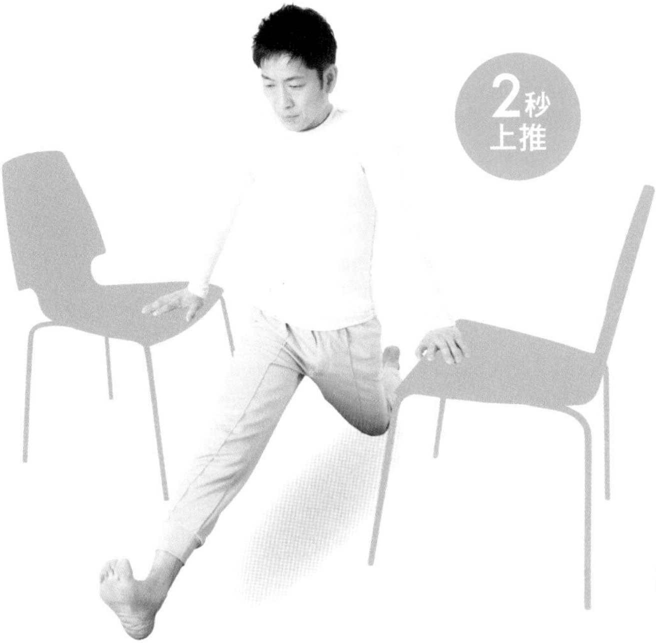

1

後腿下跪膝蓋著地，伸直前腿的膝蓋。撐起上半身，用前腿的大腿後側的力量，把身體抬起來。

2

放鬆時身體下沉。

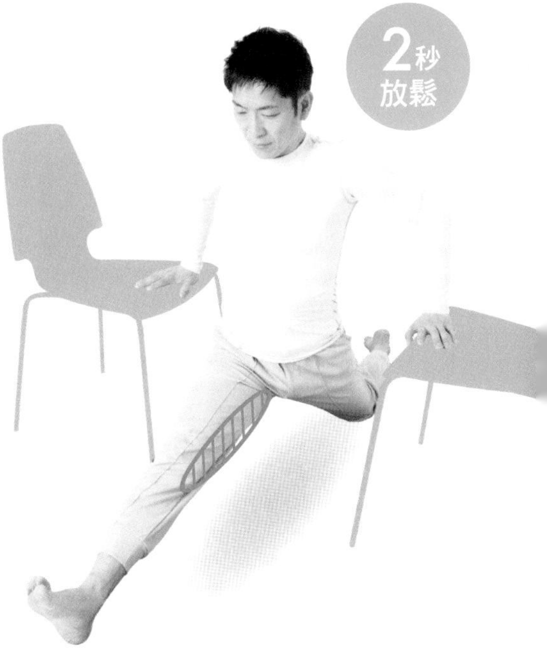

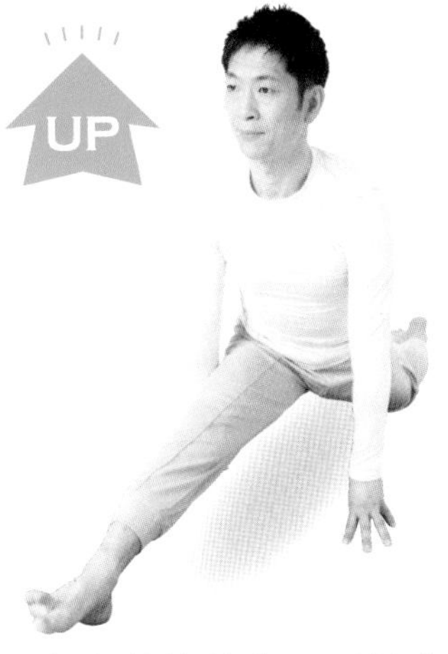

柔軟度較佳的人，可用瑜珈磚等高低落差較小的輔具，或是在不使用輔具的狀態下進行。

應用

彎曲膝蓋，像抱住腳一般把腳抬起，就能伸展到臀大肌。

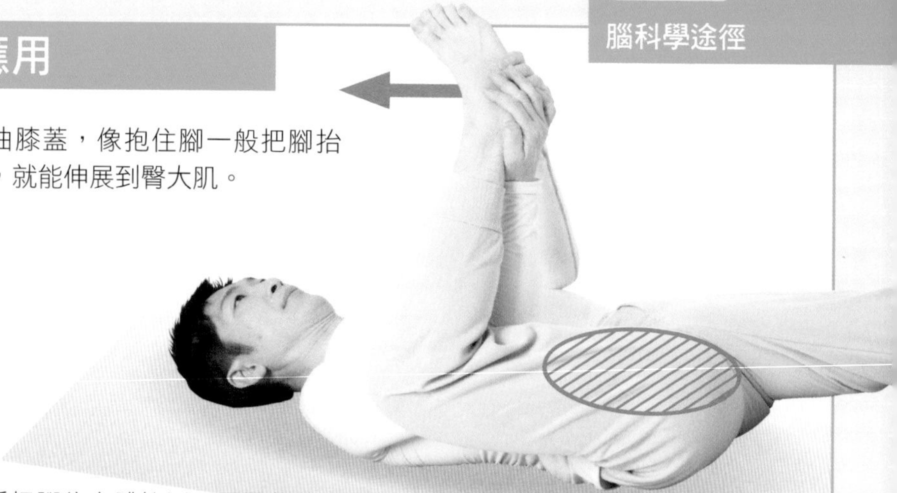

用手把腳往身體拉近，用臀部的力量抵抗。

雙人

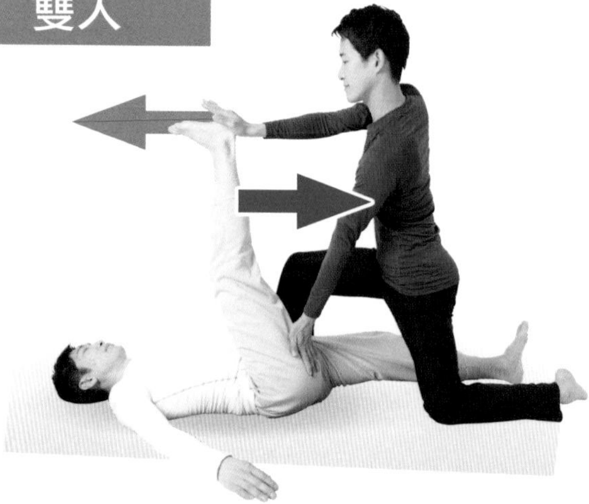

1

輔助者壓住動作者抬高的腳後跟，同時防止下方的屁股抬起，把上方的腳往動作者臉的方向壓。

2

2秒抵抗後放鬆。重複三次。

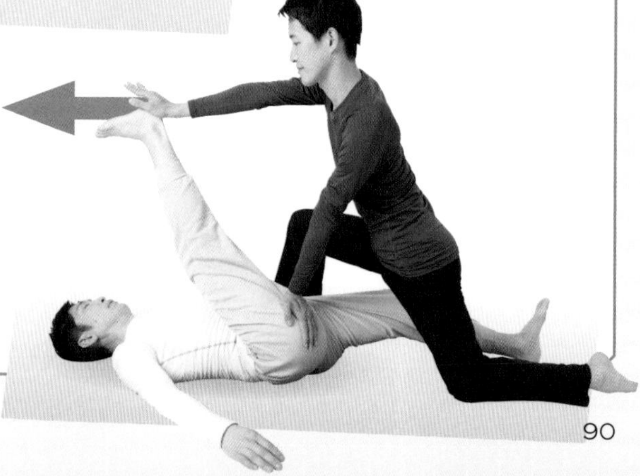

大腿後側伸展

筋膜途徑

雙腿壓在按摩滾輪上，輕微搖擺。

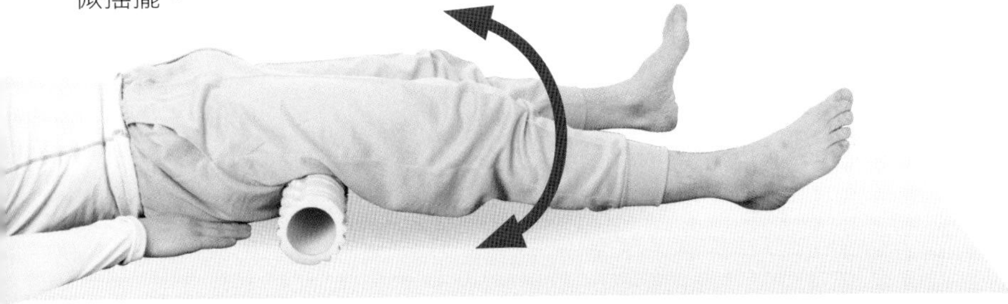

一邊改變按摩滾輪的位置，一邊放鬆雙腿。

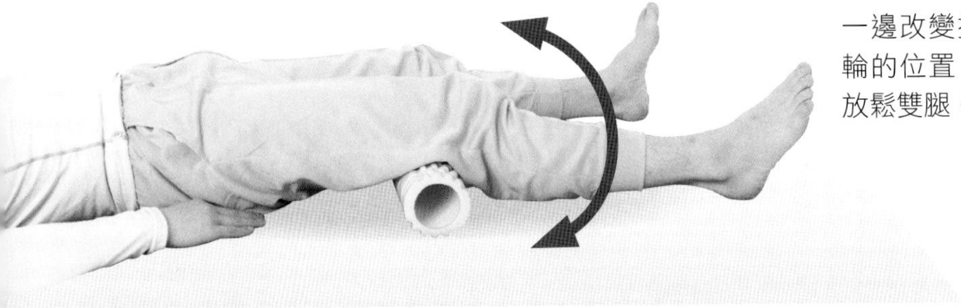

把球體壓在臀部凹陷處，搖擺身體。如果單放一個球會痛，就同時用兩個球壓在左右臀部的凹處，這樣可以減少刺激。

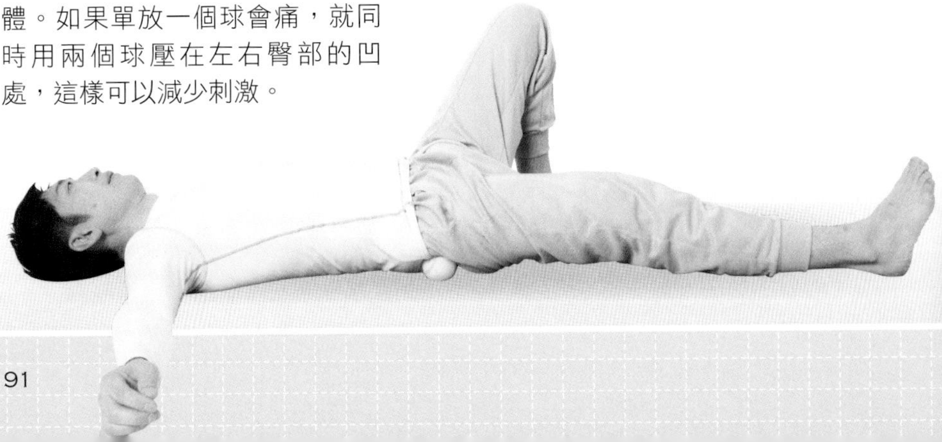

臀部凹陷處是許多肌肉匯集的部位。透過用球體刺激，可以放鬆許多肌肉，腿部動作時也會感到輕盈。
透過抬腿、彎曲伸直等動作增強刺激，可以放鬆離體表較遠的深層肌肉。

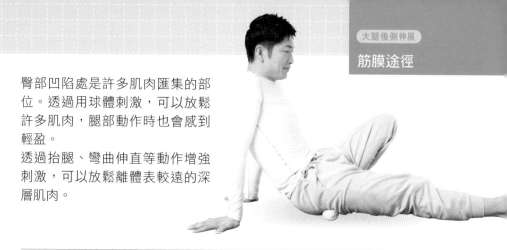

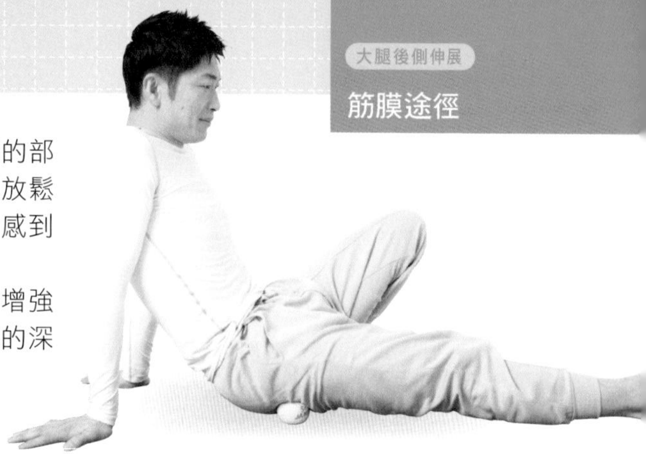

1

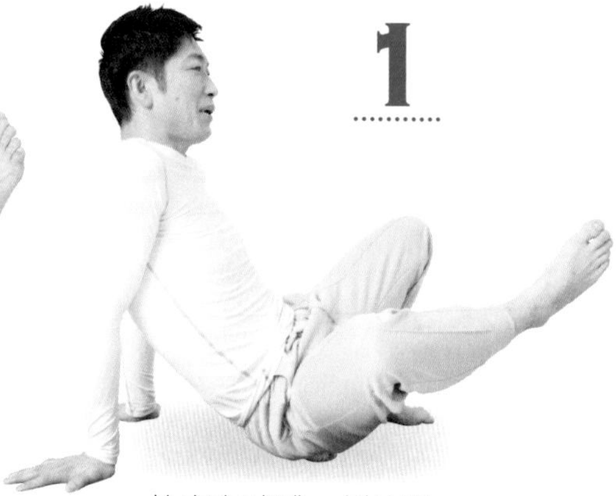

抬高有球體一側的腳。

2

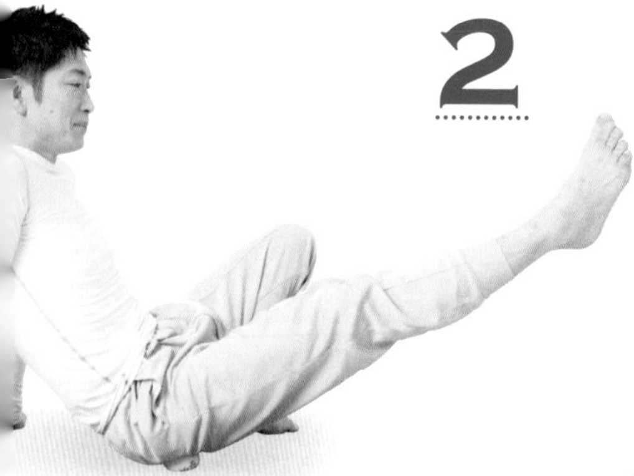

彎曲、伸直抬起的腳。

1

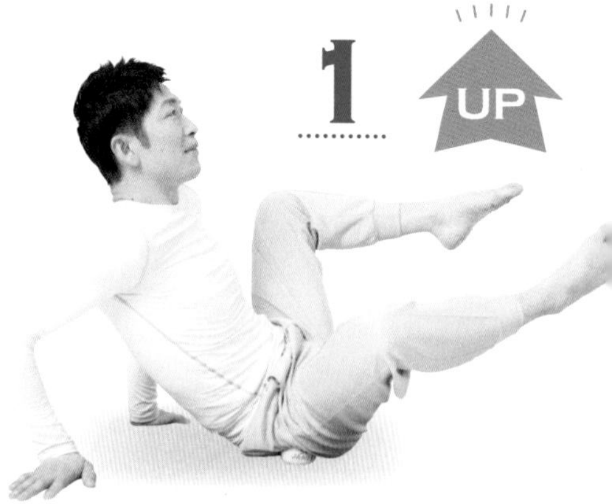

用球體和手支撐體重，抬起兩腳。

2

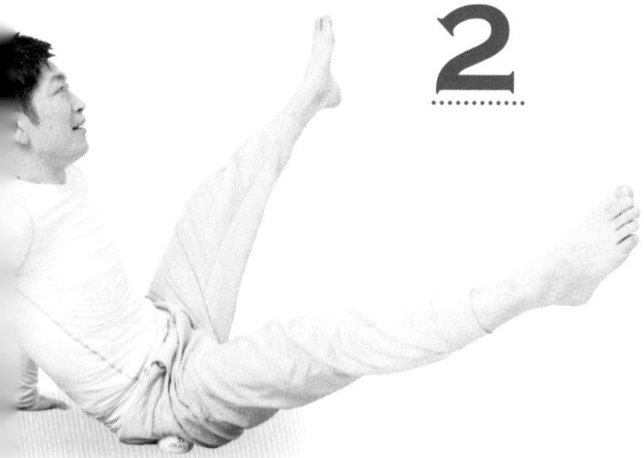

彎曲、伸直抬起的兩腳。

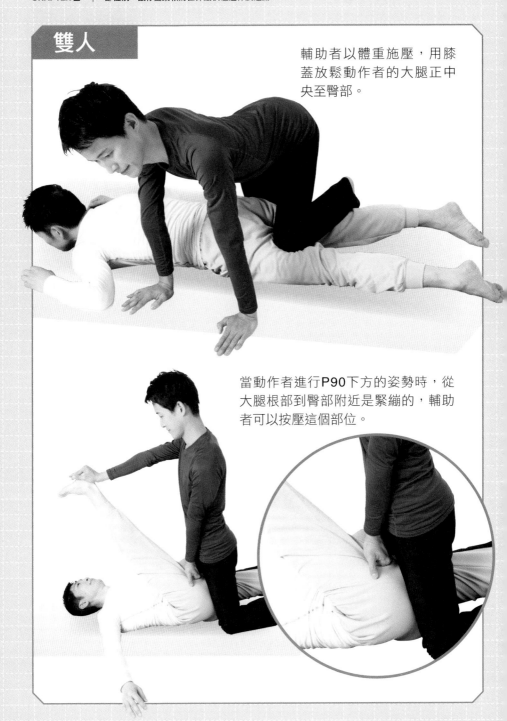

雙人

輔助者以體重施壓，用膝蓋放鬆動作者的大腿正中央至臀部。

當動作者進行P90下方的姿勢時，從大腿根部到臀部附近是緊繃的，輔助者可以按壓這個部位。

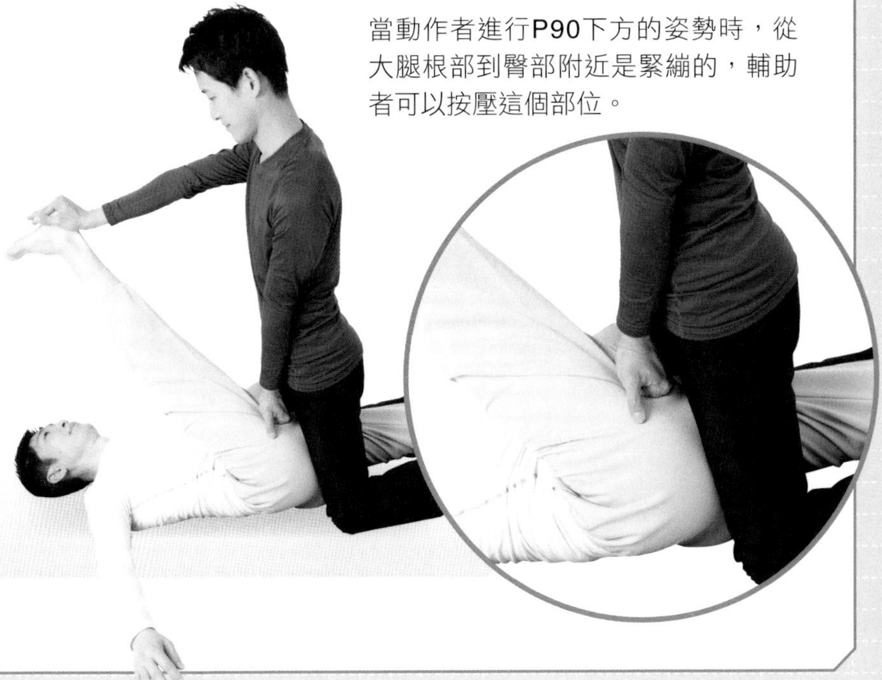

PART 9

大腿外側（闊筋膜張肌、臀中肌、股外側肌）伸展運動

僵硬的原因

- 長時間坐在辦公桌前
- 工作需要久站
- 運動不足
- 運動過度

透過提高柔軟度能夠期待的效果

- 橫向的動作變得順暢
- 跑步的步伐變大
- 滑冰時往側邊踢腿的力量增強
- 拳擊時的步伐變得輕盈

各個肌肉的功能

闊筋膜張肌、臀中肌、股外側肌的功能是讓腳能橫向抬起、移動。此外，也具備穩定骨盆、維持單腳站立姿勢、支持直立步行等功能。

如果這個部位僵硬，容易造成O形腿、髂脛束摩擦症候群[2]、骨盆前傾等狀況。

[2]髂脛束摩擦症候群（iliotibial band friction syndrome）是長跑者、腳踏車騎士最常出現的損傷之一，症狀是膝蓋外側的腫脹和疼痛。

這一部分要意識到的主要肌肉

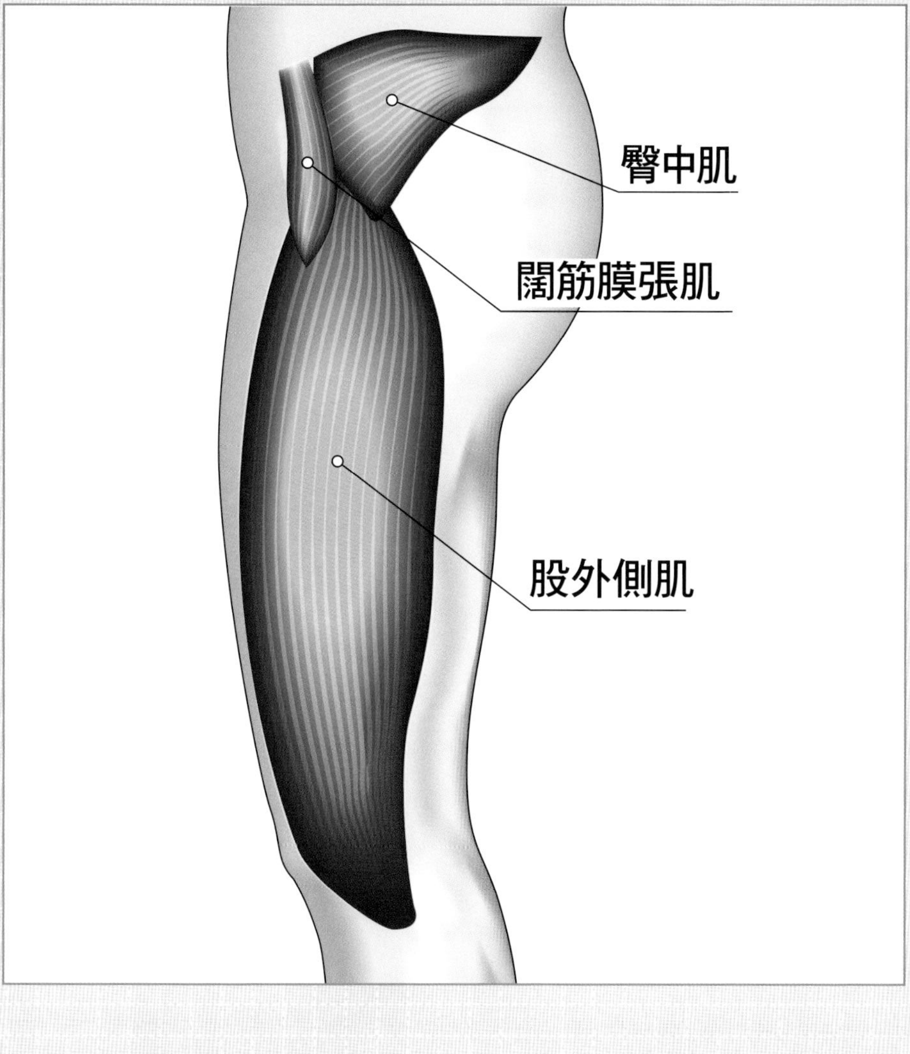

P96～101介紹的伸展運動
影像請參考

大腿外側伸展

腦科學途徑

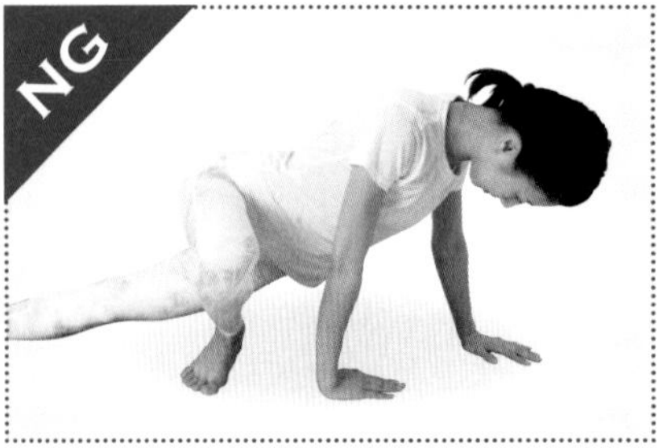

如果身體往前倒，大腿外側的伸展就會變弱。

1

2秒
上提

用手臂支撐身體。用伸直的腿部的力量提起腰部。

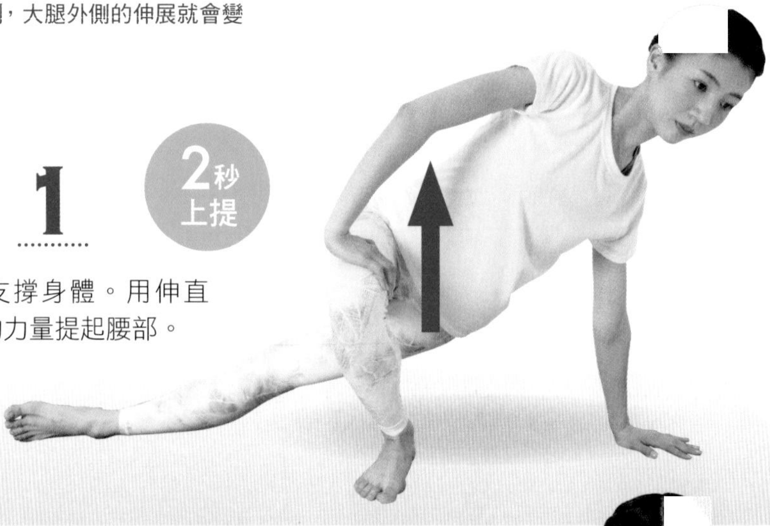

2

2秒
放鬆

一口氣把腰部放下。
重複三次。

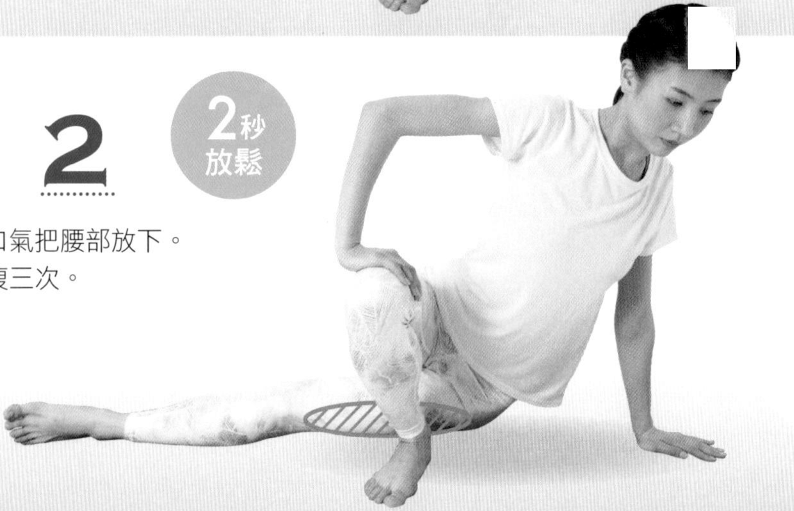

1

利用椅子的高低差撐起身體。從臀中肌到大腿的曲線會變得緊繃，這樣會有更好的伸展效果。用伸直腿部的力量抬起腰部。

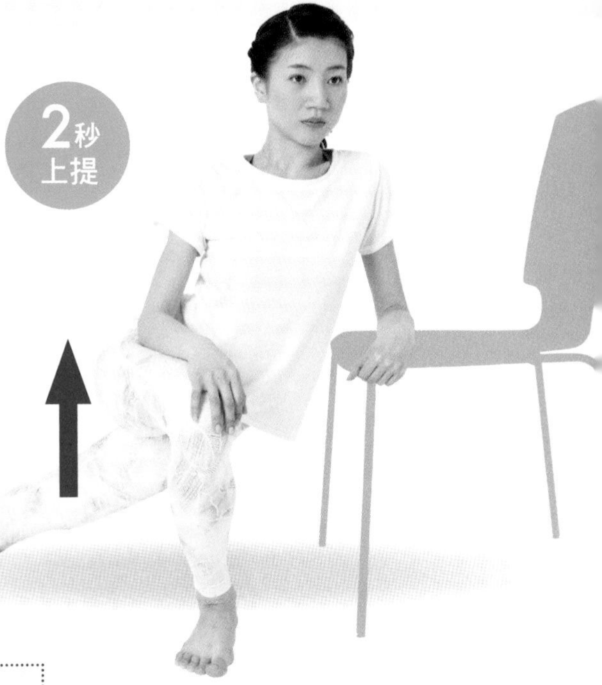

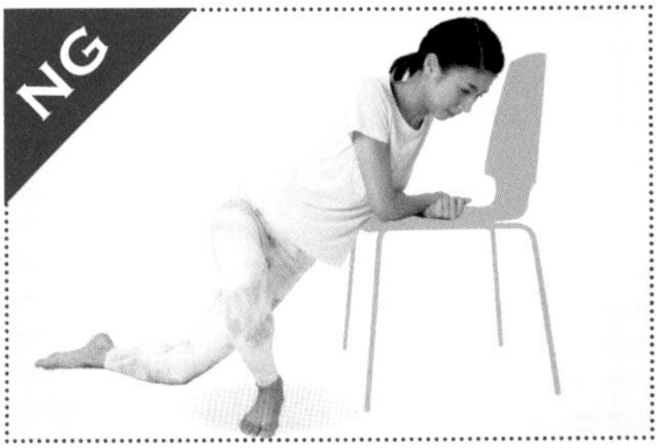

如果上半身前倒的角度太大，就無法對大腿外側施加力量。

2

一口氣放下腰部。
重複三次。

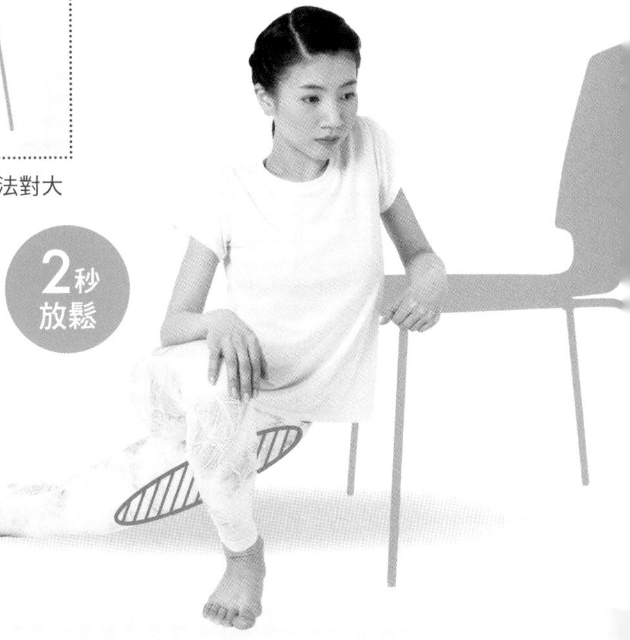

1

輔助者用力壓住並撐開腰骨和膝蓋。動作者要設法用力立起上方的腿，以抵抗這股力量。

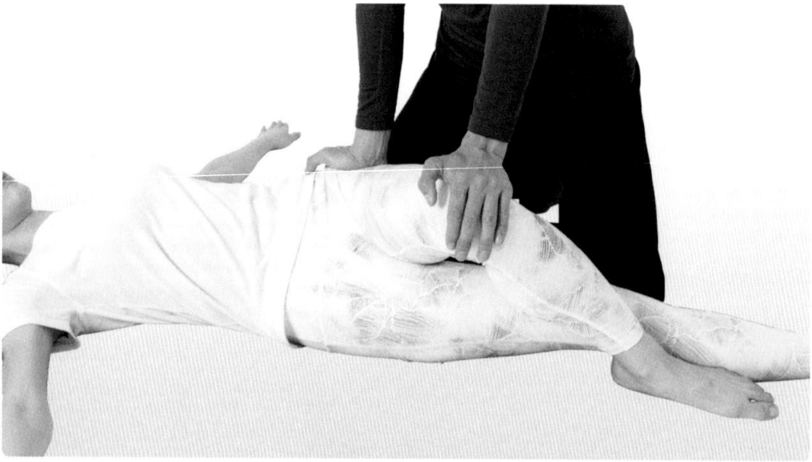

2

一口氣放鬆，此時輔助者要輕壓。

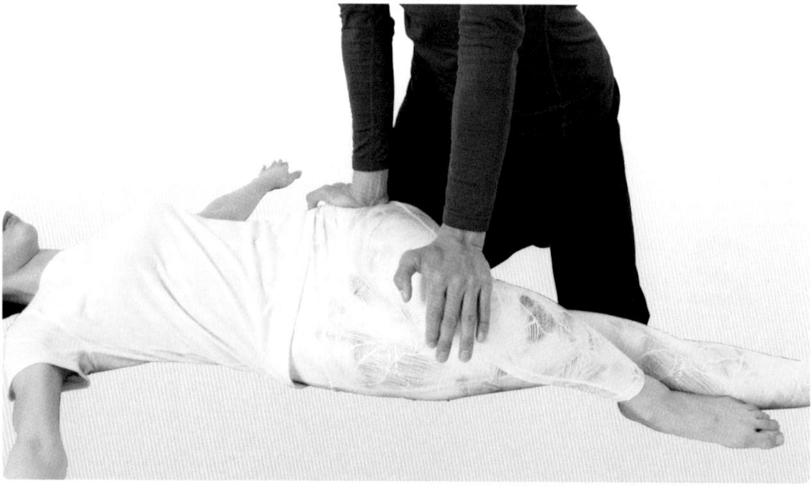

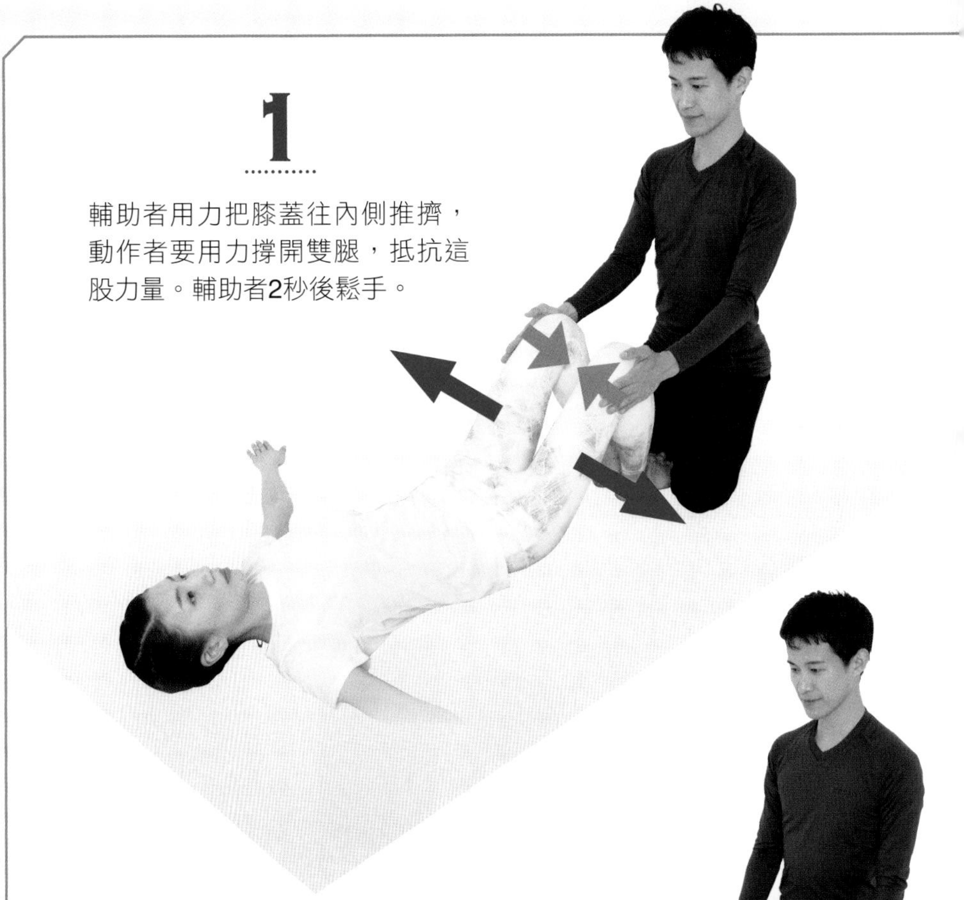

1

輔助者用力把膝蓋往內側推擠，動作者要用力撐開雙腿，抵抗這股力量。輔助者2秒後鬆手。

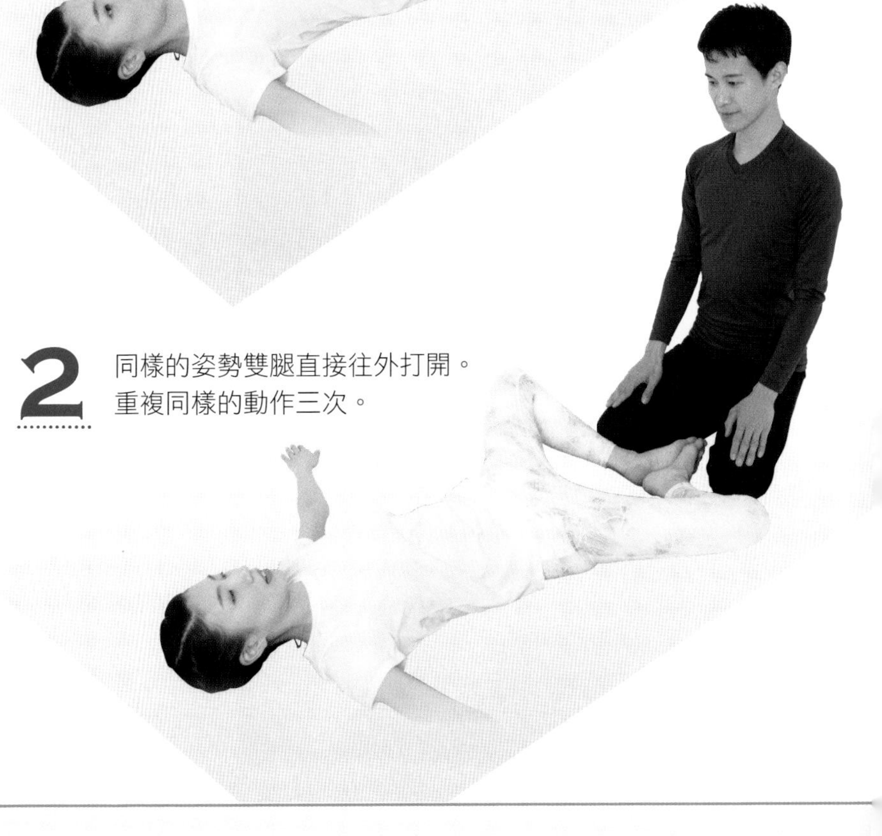

2

同樣的姿勢雙腿直接往外打開。重複同樣的動作三次。

大腿外側伸展

筋膜途徑

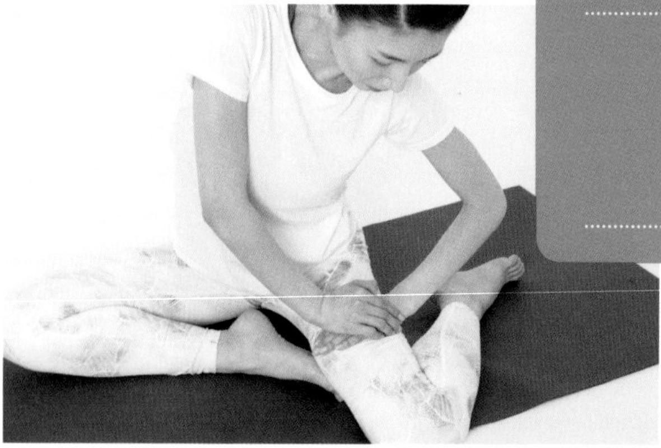

用手掌按壓大腿外側，以放鬆肌肉。

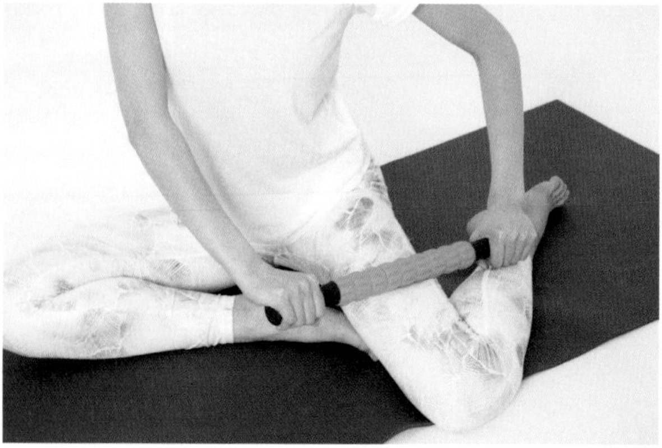

可以利用按摩滾輪棒，放鬆更大的面積。

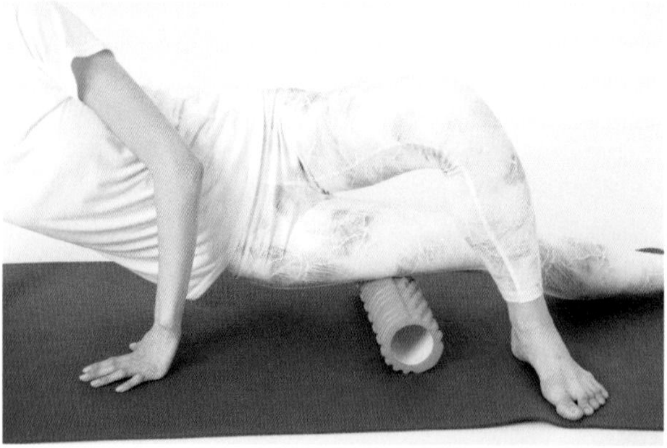

大腿外側朝下，將體重落在按摩滾輪上。

雙人

輔助者將動作者的大腿外側壓
在按摩滾輪上來回搖動。

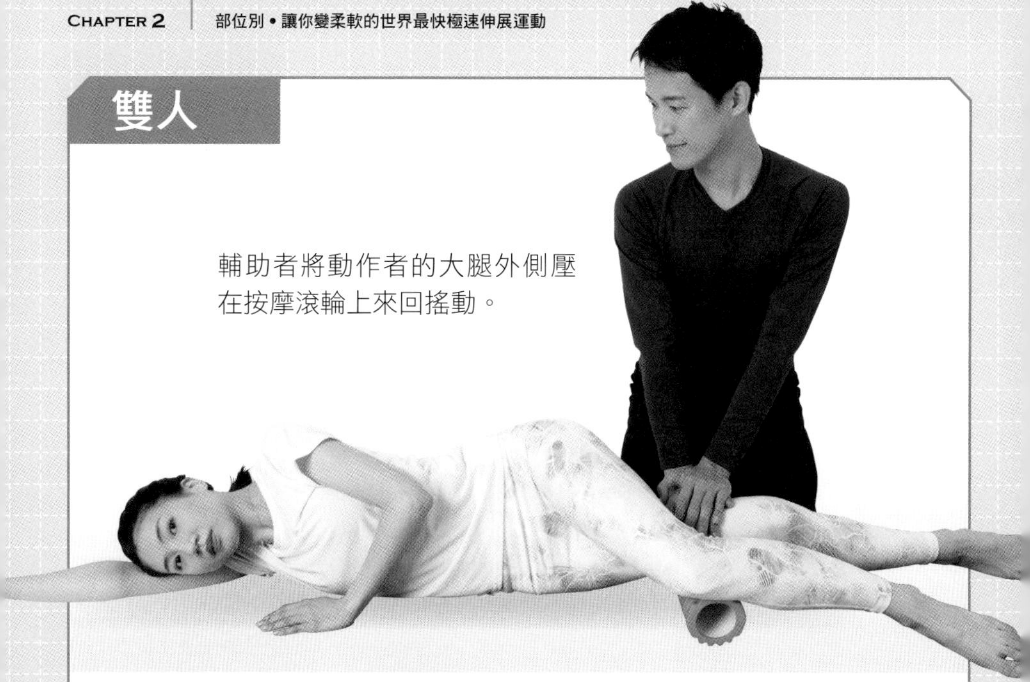

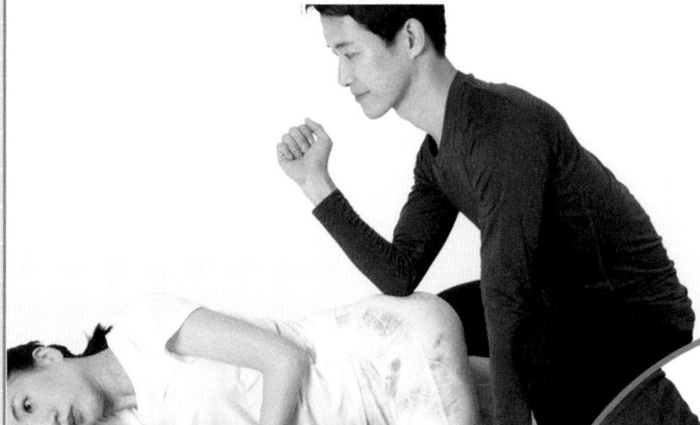

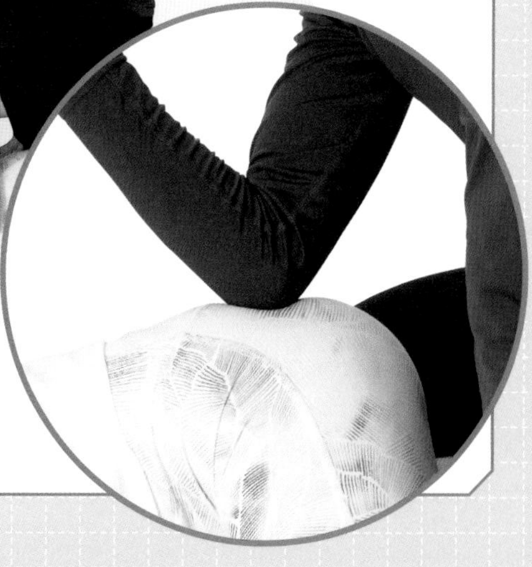

輔助者把手肘頂在動作者的臀
部凹陷處按壓以放鬆肌肉。

PART 10

大腿內側（內收肌群）伸展運動

僵硬的原因

- 長時間坐在辦公桌前
- 工作需要久站
- 運動不足
- 運動過度

透過提高柔軟度能夠期待的效果

- 腳可以抬更高
- 蛙式的踢水動作變得更大更有力
- 騎馬時下半身穩定
- 踢足球時內側踢（inside kick）的力量增強

各個肌肉的功能

內收肌群的功能是在讓雙腿緊閉、內旋、橫向移動等。

除了穩定骨盆外，也有讓大腿與大腿靠近、維持站姿的功能。

如果這個部位僵硬，就容易發生O型腿、骨盆歪斜、腿部浮腫等狀況。

這一部分要意識到的主要肌肉

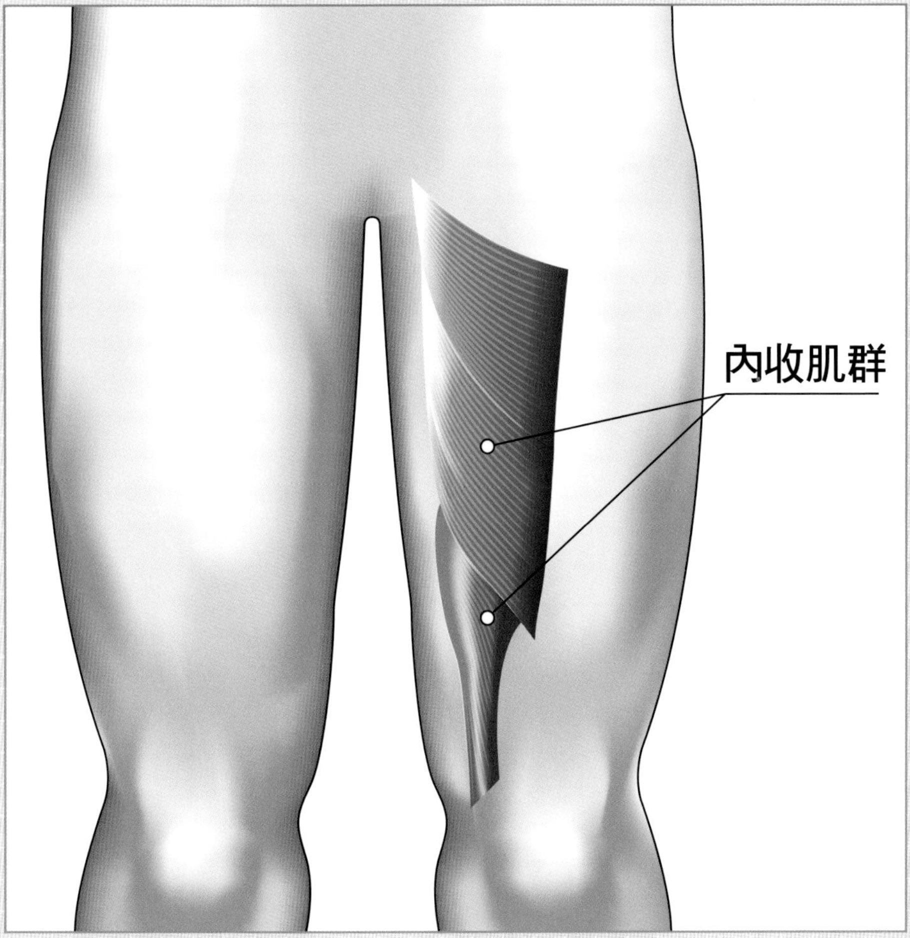

P104～109介紹的伸展運動
影像請參考

大腿內側伸展

腦科學途徑

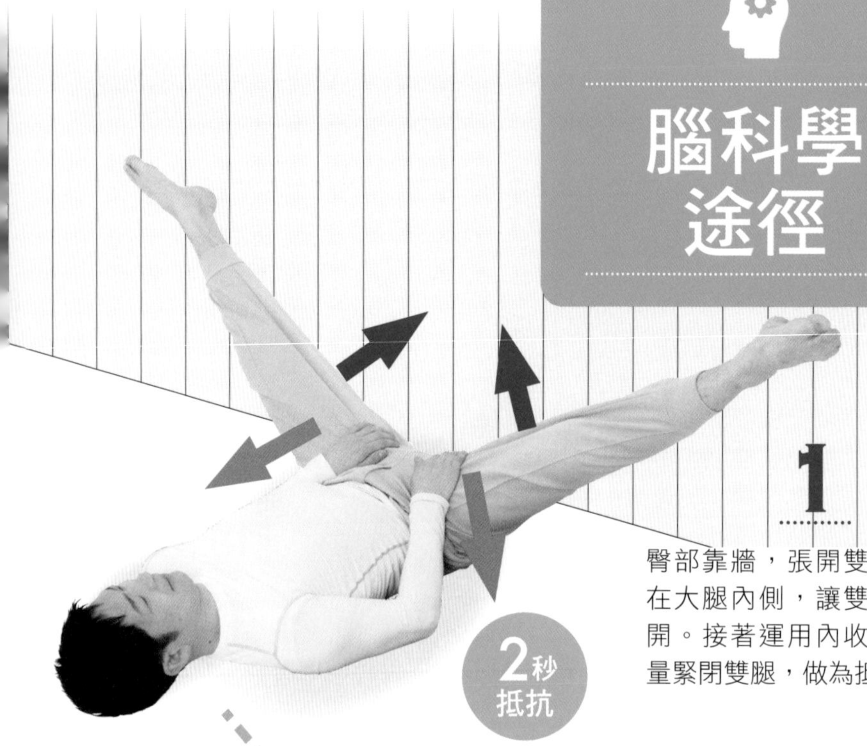

1

臀部靠牆，張開雙腿。手靠在大腿內側，讓雙腿張得更開。接著運用內收肌群的力量緊閉雙腿，做為抵抗。

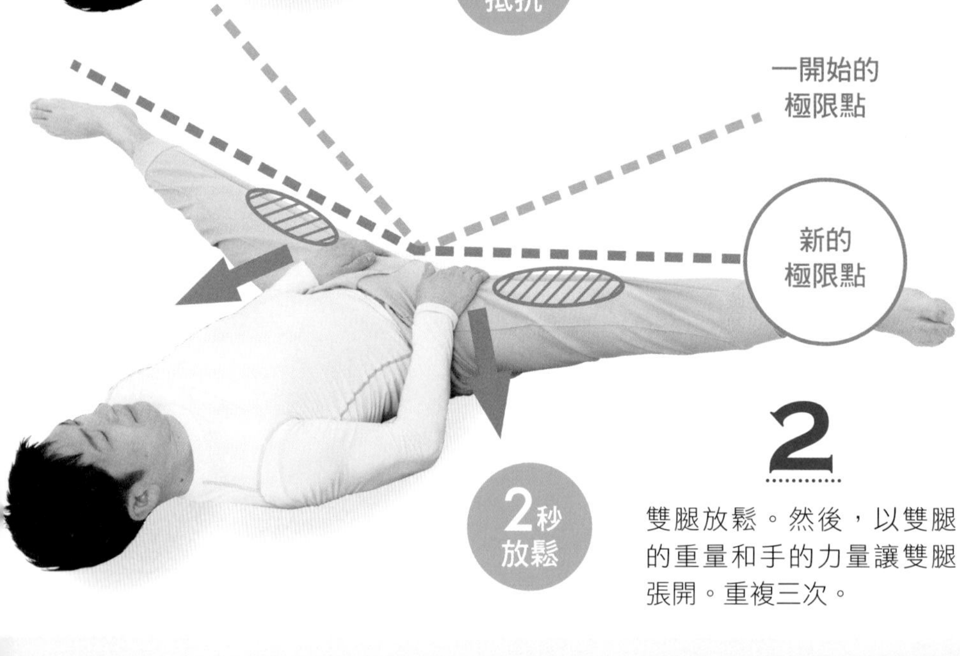

2

雙腿放鬆。然後，以雙腿的重量和手的力量讓雙腿張開。重複三次。

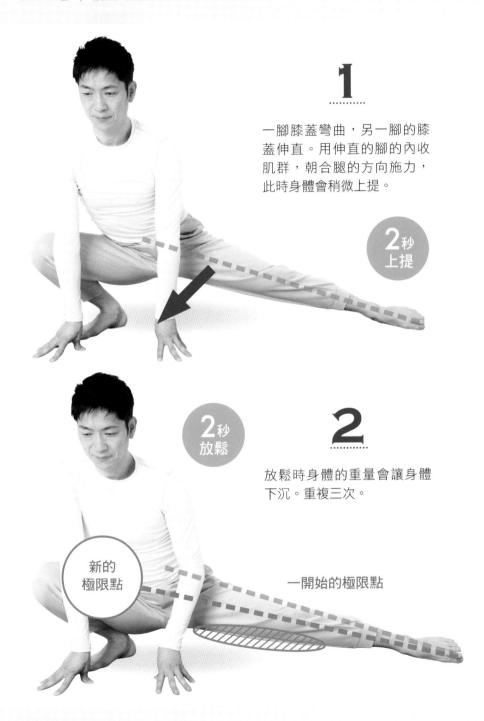

1

一腳膝蓋彎曲，另一腳的膝蓋伸直。用伸直的腳的內收肌群，朝合腿的方向施力，此時身體會稍微上提。

2

放鬆時身體的重量會讓身體下沉。重複三次。

彈力帶用指頭夾住等
方式固定住。

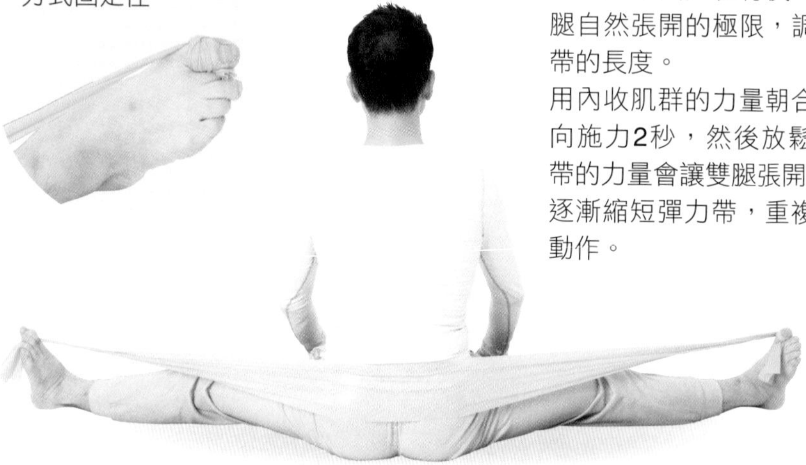

把彈力帶固定在背後。請配合腿自然張開的極限，調整彈力帶的長度。
用內收肌群的力量朝合腿的方向施力2秒，然後放鬆。彈力帶的力量會讓雙腿張開。
逐漸縮短彈力帶，重複相同的動作。

雙人

1

輔助者壓住動作者下方腿的膝蓋，以防下方的腿浮起，上方的腿往動作者臉部的方向壓。

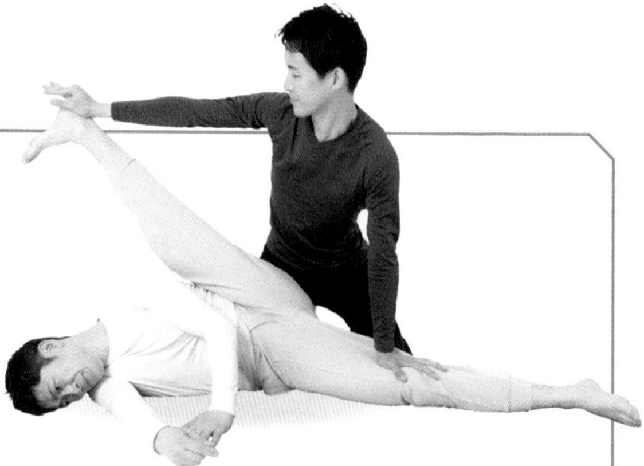

2

2秒抵抗後放鬆。重複同樣動作三次。

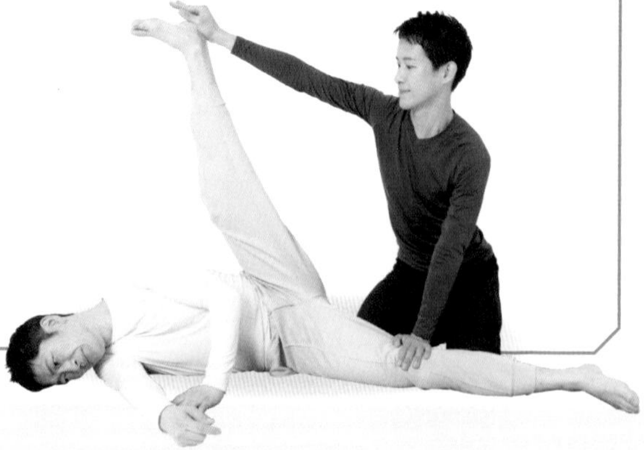

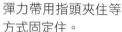

大腿內側伸展

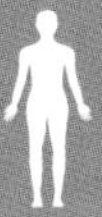

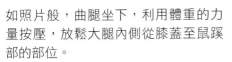

筋膜途徑

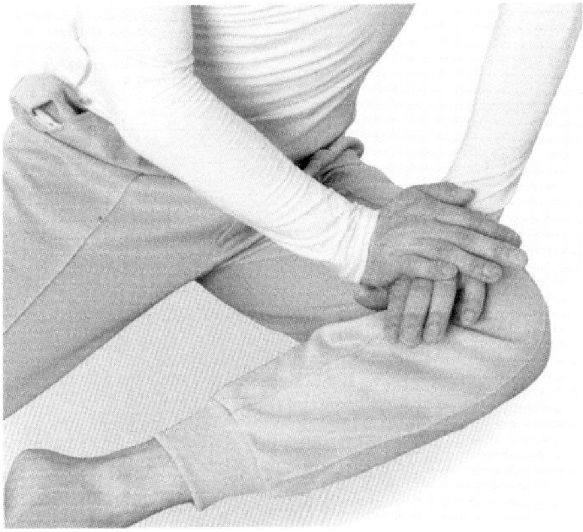

如照片般，曲腿坐下，利用體重的力量按壓，放鬆大腿內側從膝蓋至鼠蹊部的部位。

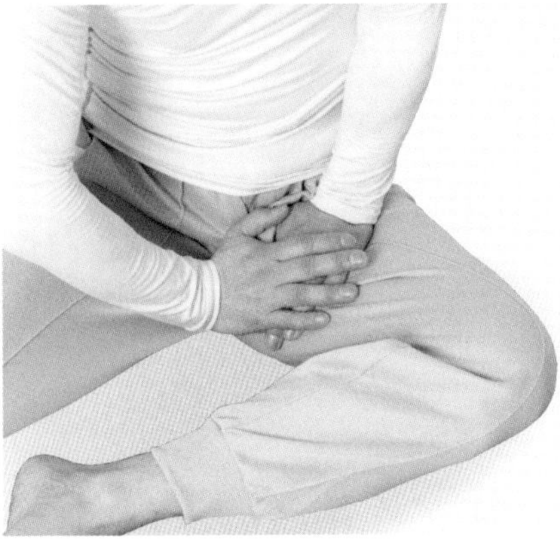

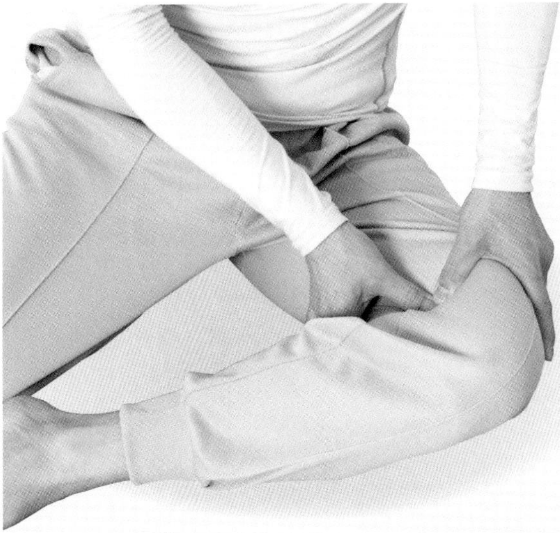

膝蓋往內側三根指頭左右的地方有一個「血海」穴。揉按這個穴道可以改善全身的血液循環。

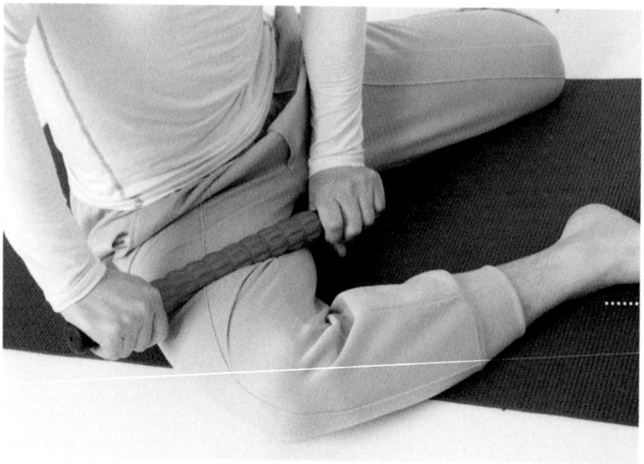

從膝蓋上方到鼠蹊部，用按摩滾輪棒滾動按摩。

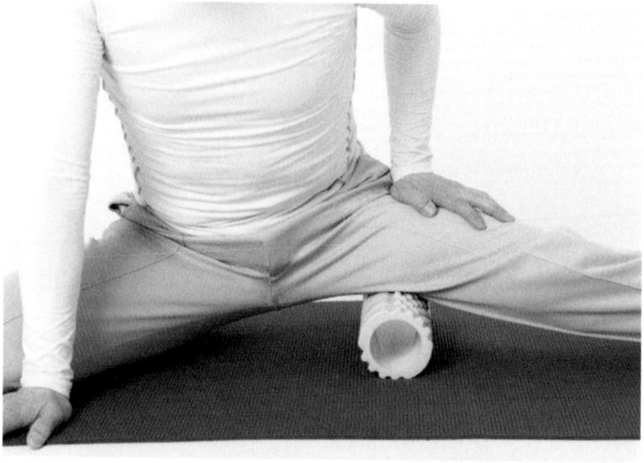

大腿內側按壓在按摩滾輪上。

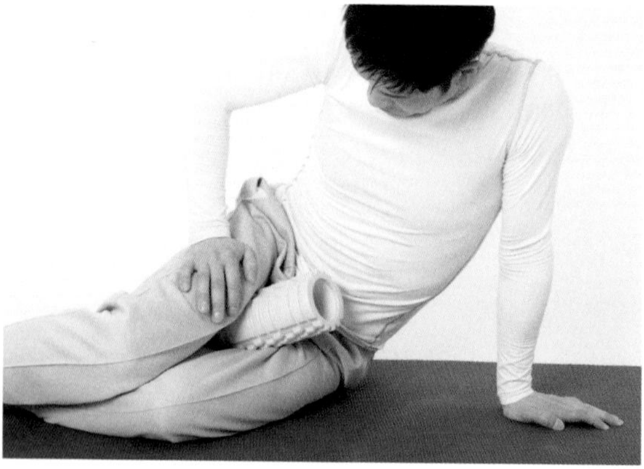

把按摩滾輪夾在大腿內側，用力緊閉雙腿。

雙人

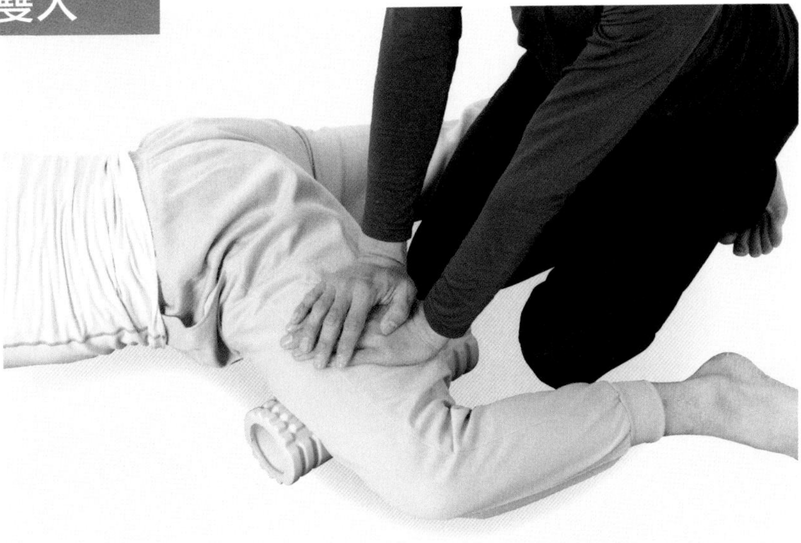

將動作者的大腿內側放在按摩滾輪上，輔助者從上方按壓滾動。

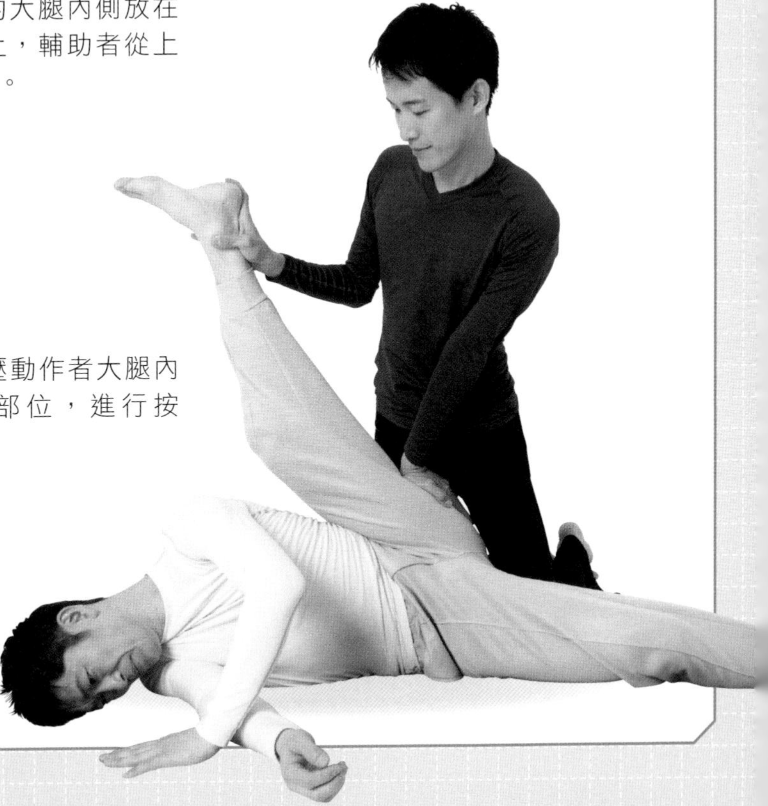

輔助者按壓動作者大腿內側僵硬的部位，進行按摩。

PART 11

小腿後側（比目魚肌、腓腸肌）伸展運動

僵硬的原因

工作需要久站、工作需要一直走動

長時間坐在辦公桌前

運動不足

運動過度

透過提高柔軟度能夠期待的效果

跑步的步伐變大

能跳得更高

爬坡變得輕鬆

芭蕾踮立（relevé）的高度變高

各個肌肉的功能

比目魚肌與腓腸肌的功能都是在踩踏，進行走路、跑步、跳躍、攀登等動作時會發揮功用。也讓我們在保持站姿、伸展腳踝時，能用腳尖站立。如果這個部位僵硬，血液或淋巴的循環會容易堵塞。

這一部分要意識到的主要肌肉

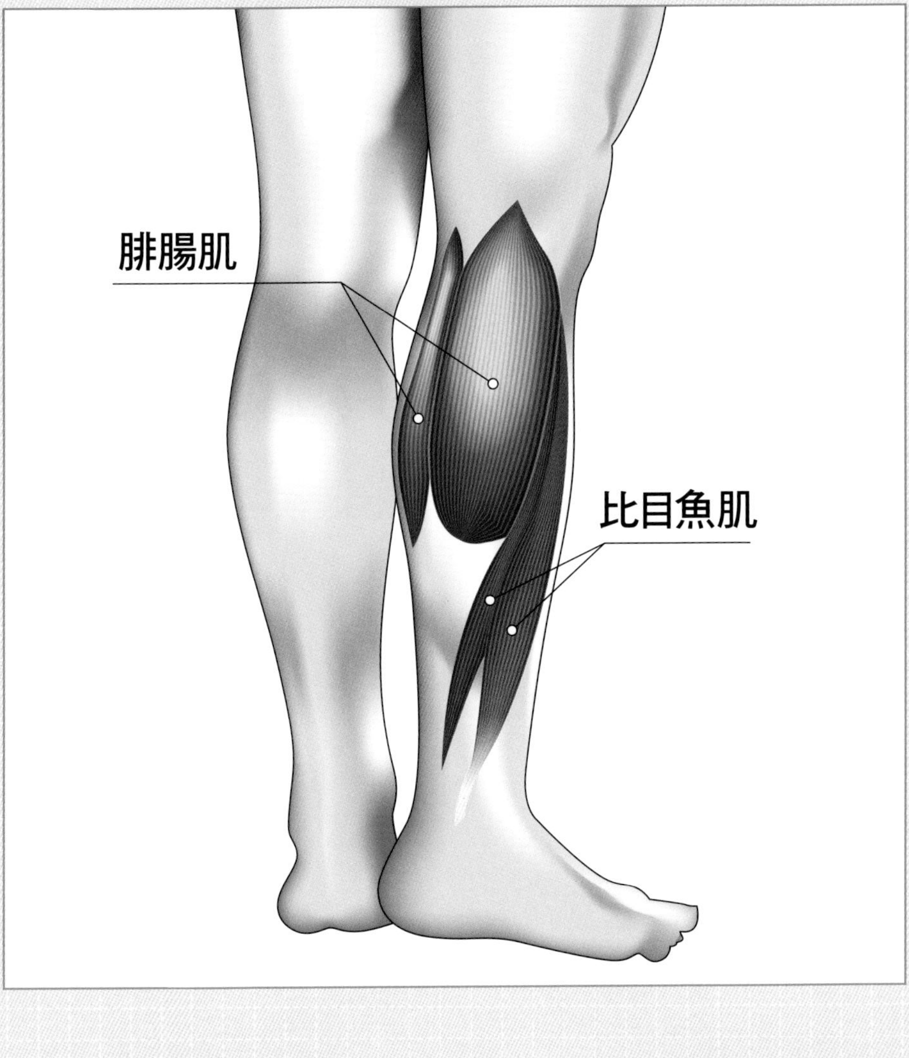

P112～117介紹的伸展運動
影像請參考

小腿後側伸展

腦科學途徑

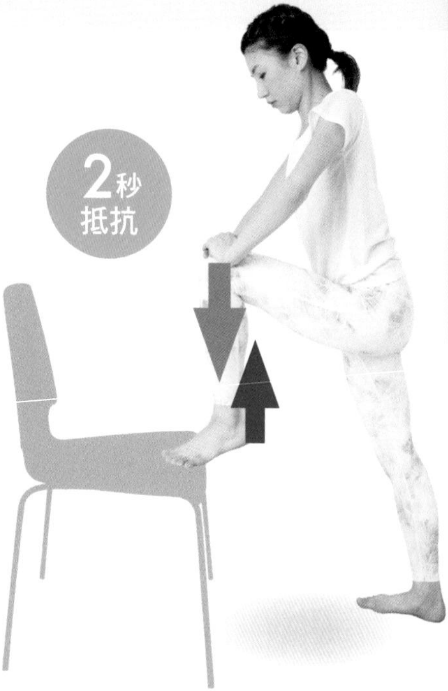

1

用手把膝蓋往下壓，用力提起腳踝抵抗這股力量。

2

放鬆腳踝。
重複三次。

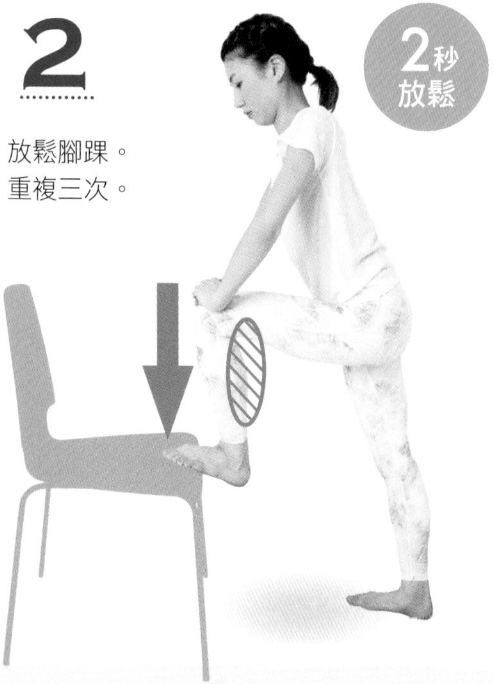

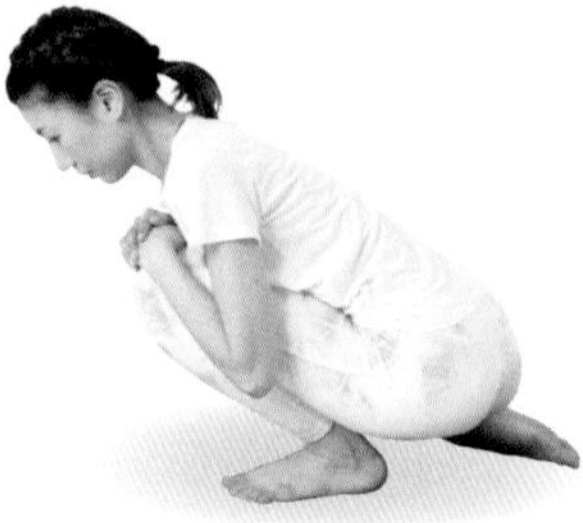

也可以不使用椅子，在地板上進行。由於膝蓋會向前頂出，小腿肚下方可以更加伸展。

1

伸直腿部，用彈力帶拉住腳尖，腳尖往前壓。

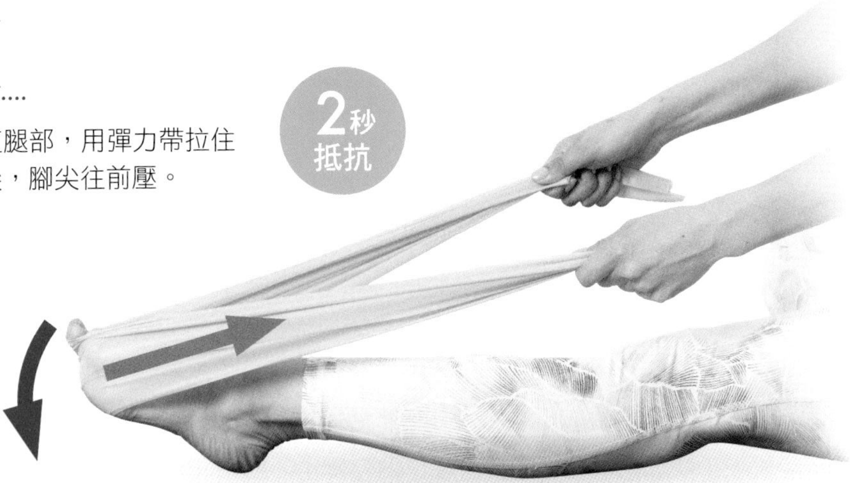

2

持續拉住彈力帶，放鬆腳尖，同時用彈力帶把腳踝往回拉。重複三次。

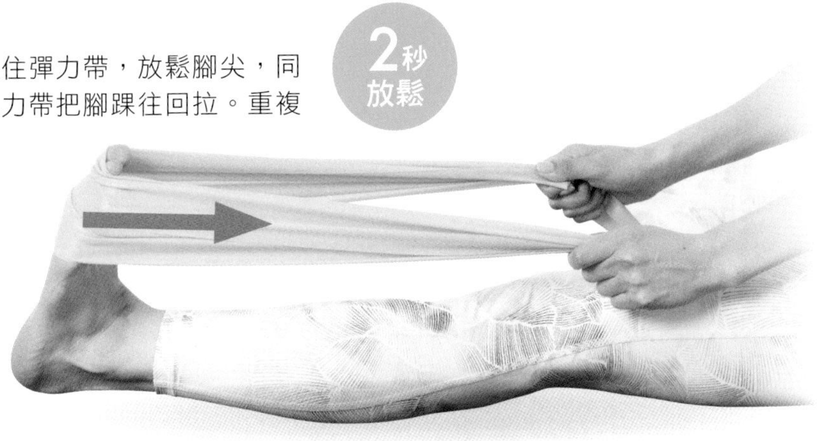

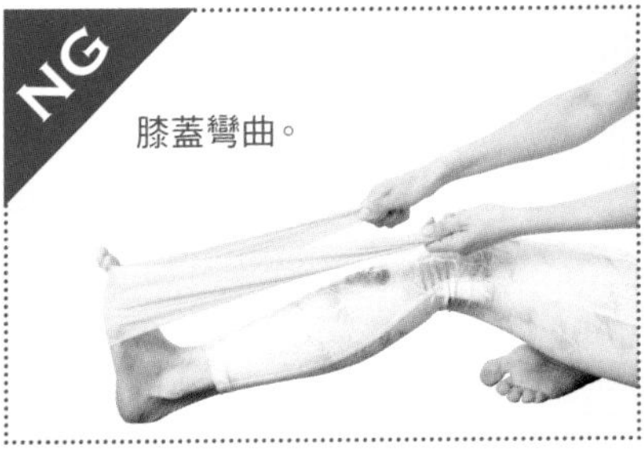

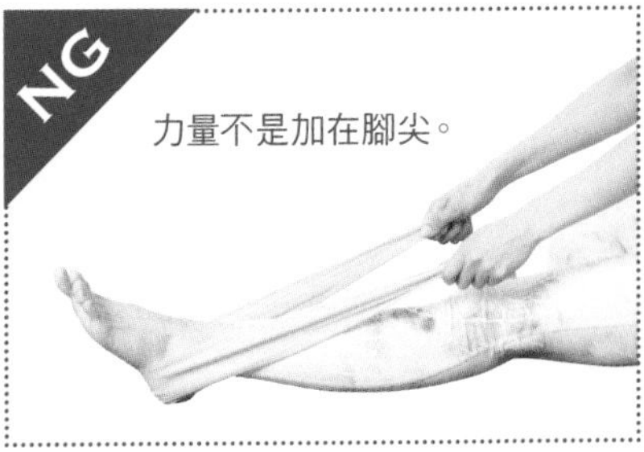

小腿後側伸展

筋膜途徑

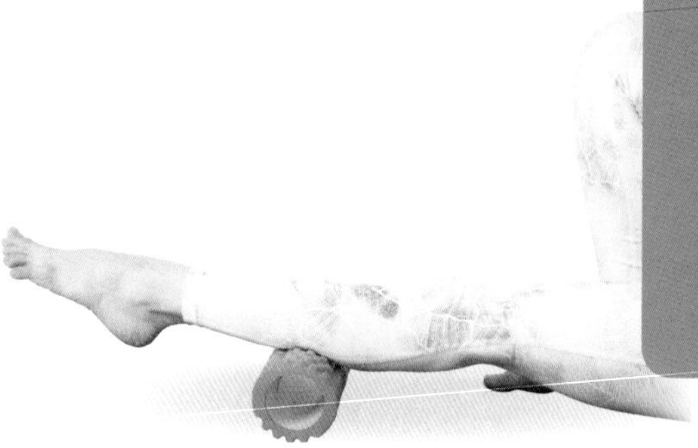

小腿肚壓在按摩滾輪上滾動。

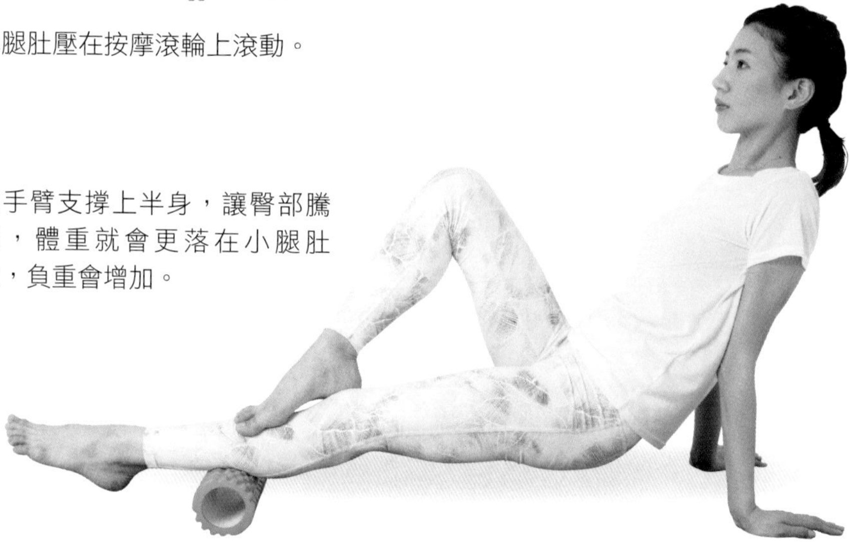

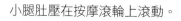

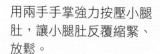

用手臂支撐上半身，讓臀部騰空，體重就會更落在小腿肚上，負重會增加。

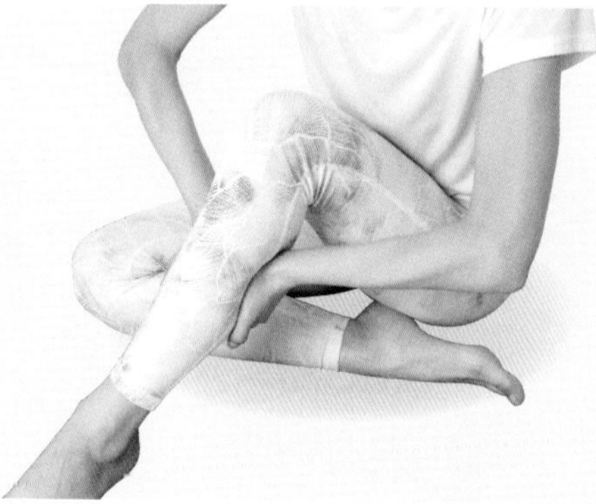

用兩手手掌強力按壓小腿肚，讓小腿肚反覆縮緊、放鬆。

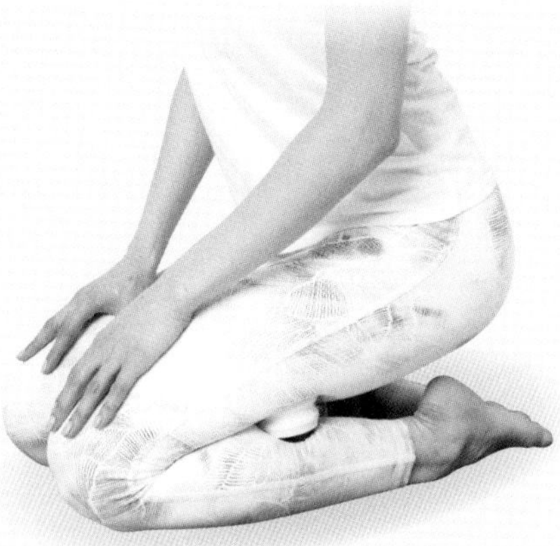

把按摩球夾在大腿與小腿肚之間。

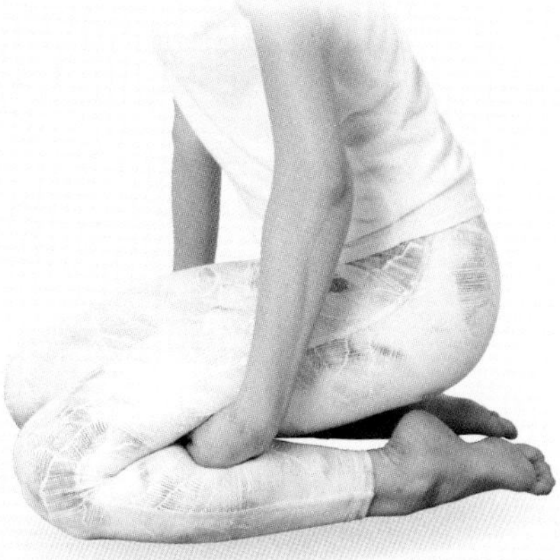

把拳頭夾在大腿與小腿肚之間。

雙人

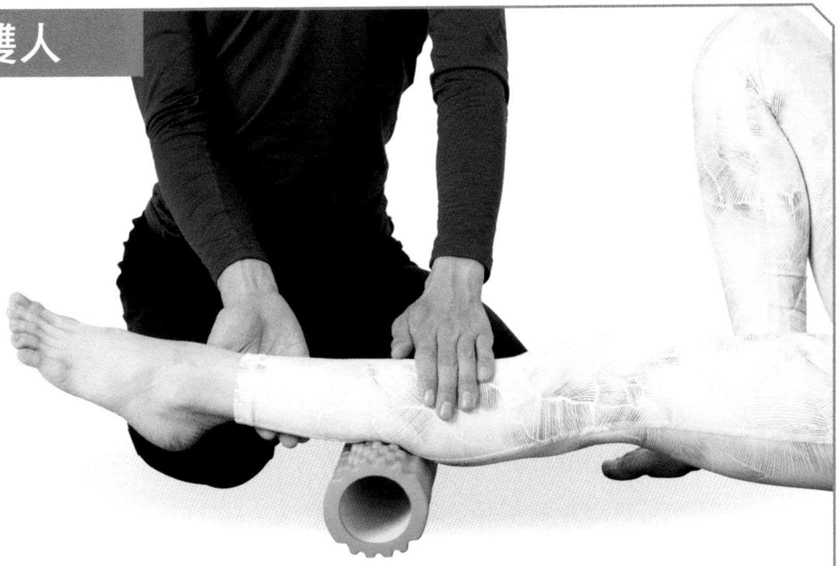

小腿肚壓靠在按摩滾輪上滾動。

小腿肚之所以被稱為「第二個心臟」，是因為它在循環全身的血液回到心臟時，發揮了幫浦般的作用。

血液從心臟出發送往全身，循環各處之後，再回到心臟。這就是所謂的「血液循環」，如果回到心臟的力量變弱，血液循

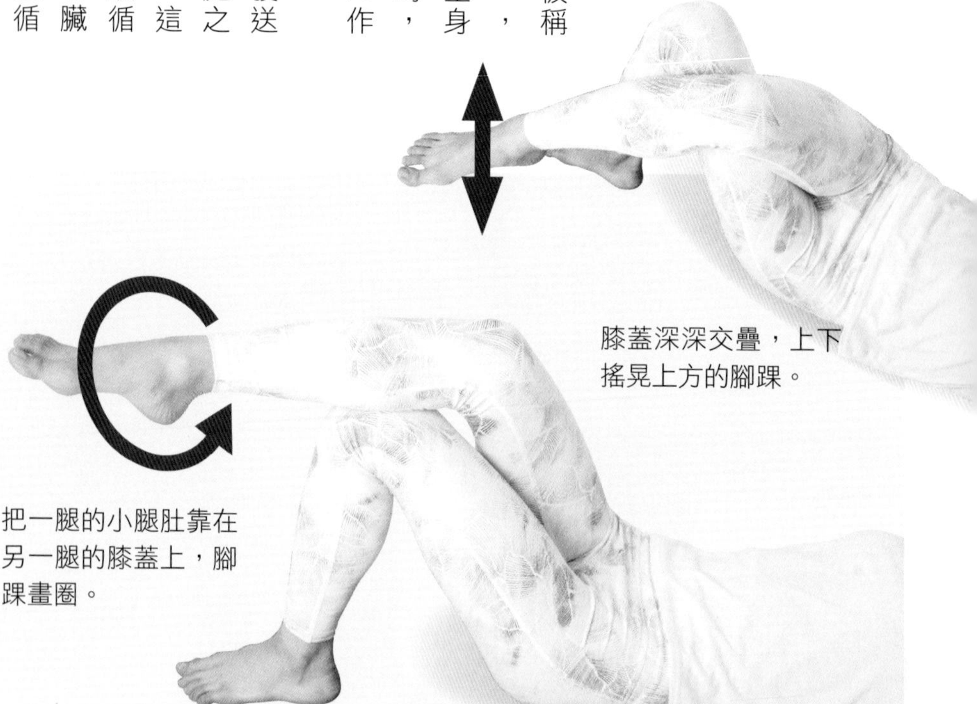

膝蓋深深交疊，上下搖晃上方的腳踝。

把一腿的小腿肚靠在另一腿的膝蓋上，腳踝畫圈。

膝蓋下方內側的穴位

大腿的肌肉會經過膝蓋附著在膝蓋下方的內側。按摩這個部位，大腿後側、膝蓋後側都會變得更容易伸展。

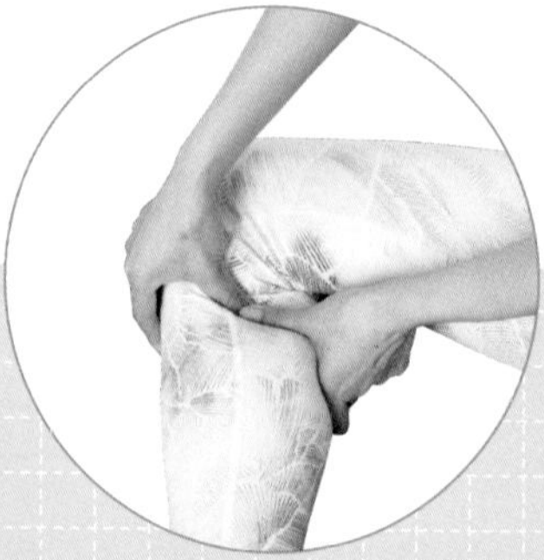

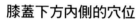

環就會變差。

運動不足、過度使用小腿肚或是小腿肚受涼，都可能導致幫浦機能變差，所以要特別注意。

人類因為是站立走路，重力會讓七成以上的血液都容易堆積在腿部。如果小腿肚的幫浦機能變差，疾病、手腳冰冷、水腫、肩頸痠痛、腰痛等的風險也會升高，所以請進行輕度的步行健走、自我按摩，並且注意不要讓小腿肚著涼。

如果小腿肚的幫浦機能被更活化，還可能達到以下的效果：

◆血液循環變好
◆免疫力增強
◆自律神經機能變好
◆體溫上升
◆防止老化
◆促進腦部活化
◆小腿肚變得緊實

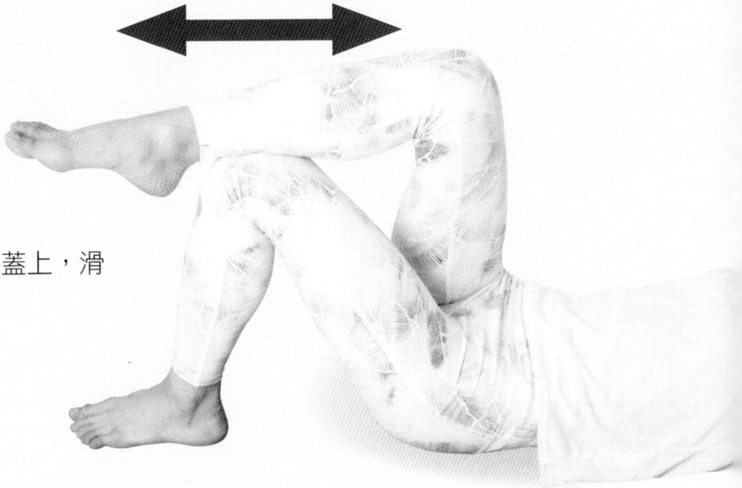

把小腿肚靠在膝蓋上，滑動上方的腿。

PART 12 脛部・腳底・腳尖（脛前肌・蹠肌）伸展運動

僵硬的原因

- 工作需要久站、工作需要一直走動
- 穿皮鞋走路
- 穿高跟鞋走路
- 運動過度

透過提高柔軟度能夠期待的效果

- 腳尖抬高，不容易跌倒
- 能夠大步且快速地行走
- 能夠跳得更高
- 芭蕾踮立（relevé）的高度變高

各個肌肉的功能

脛前肌的功能是舉起腳尖。脛前肌是小腿肚的拮抗肌，可以拓展小腿肚的可動範圍、強化小腿肚的功能。

蹠肌的功能是形成足弓、彎曲腳趾、讓邁步可以強而有力等。

如果這個部位僵硬，就會容易跌倒，或是罹患足底筋膜炎。

這一部分要意識到的主要肌肉

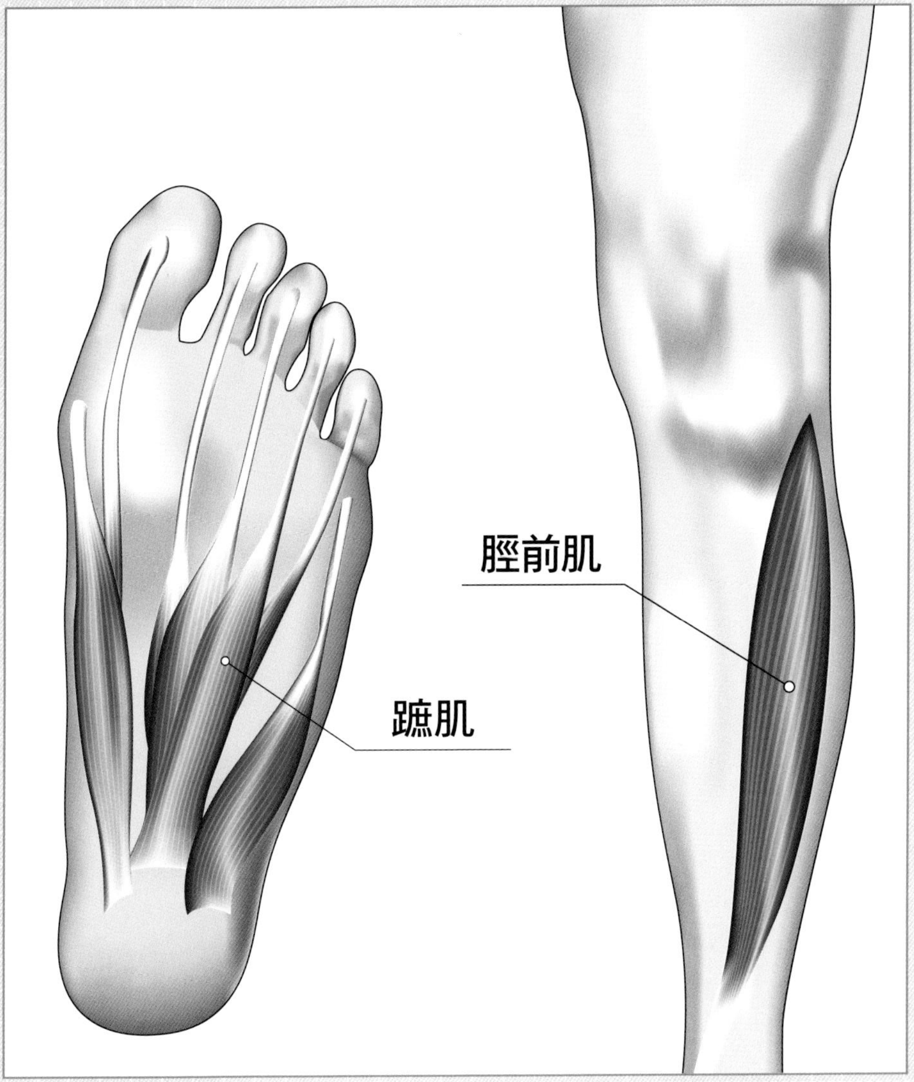

P120～125介紹的伸展運動
影像請參考

腦科學途徑

2秒
抵抗

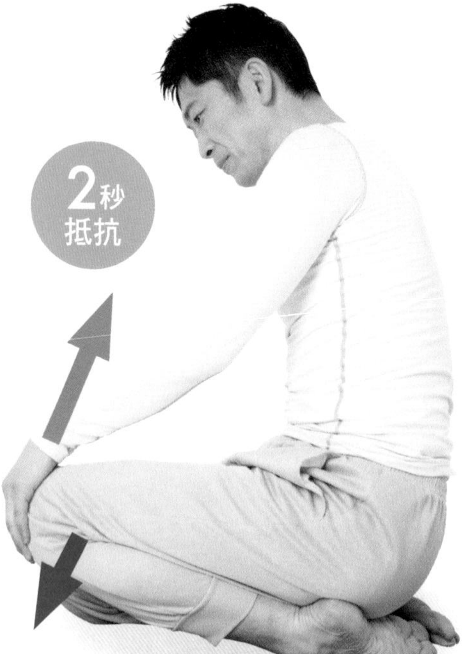

1

跪坐，用手把一側膝蓋提起的同時，膝蓋像是要抵抗這股力量一樣地往下壓。

2秒
放鬆

2

放鬆膝蓋，用手往上拉。重複三次。

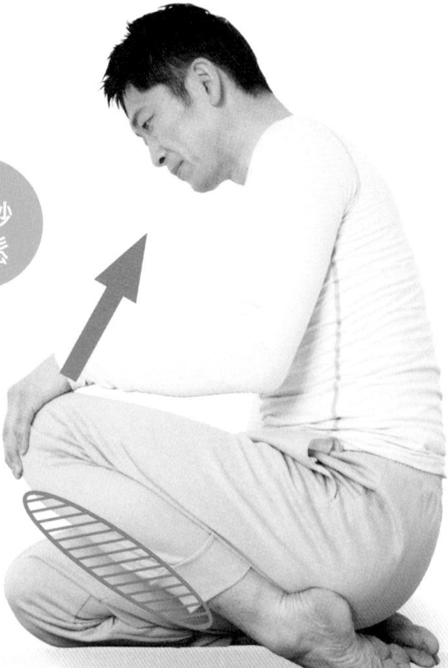

脛部伸展

筋膜途徑

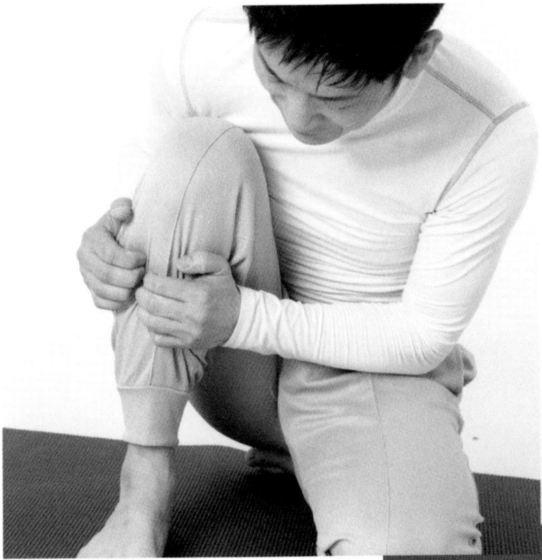

用指尖按鬆脛前肌。

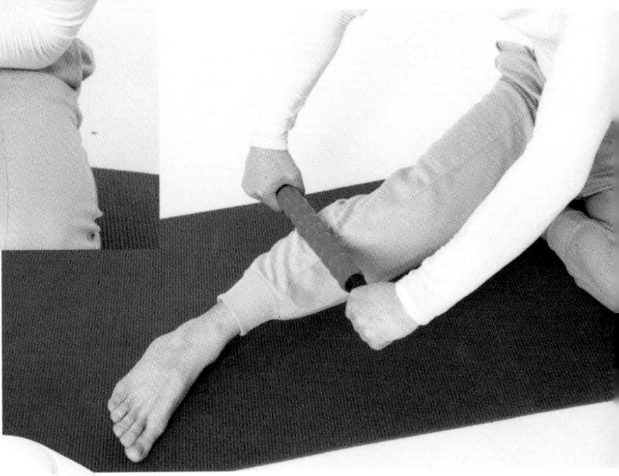

用按摩滾輪棒放鬆脛前肌。

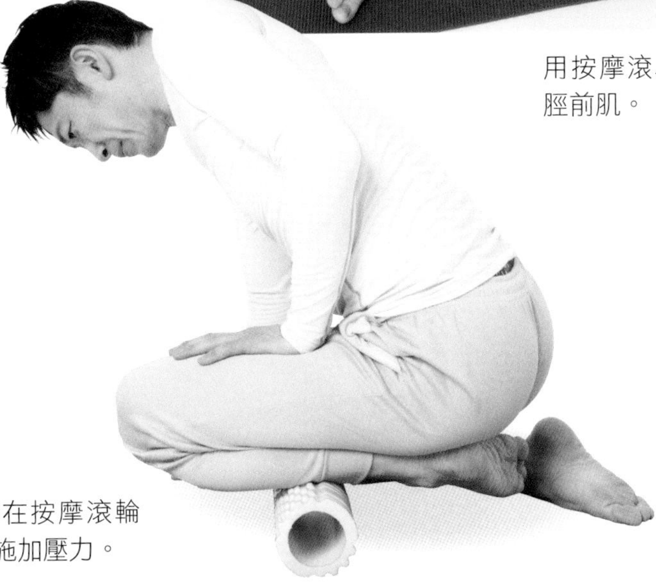

把脛前肌壓在按摩滾輪上，用體重施加壓力。

腦科學途徑

1 用手施力把腳尖往後扳，用腳尖的力量抵抗。

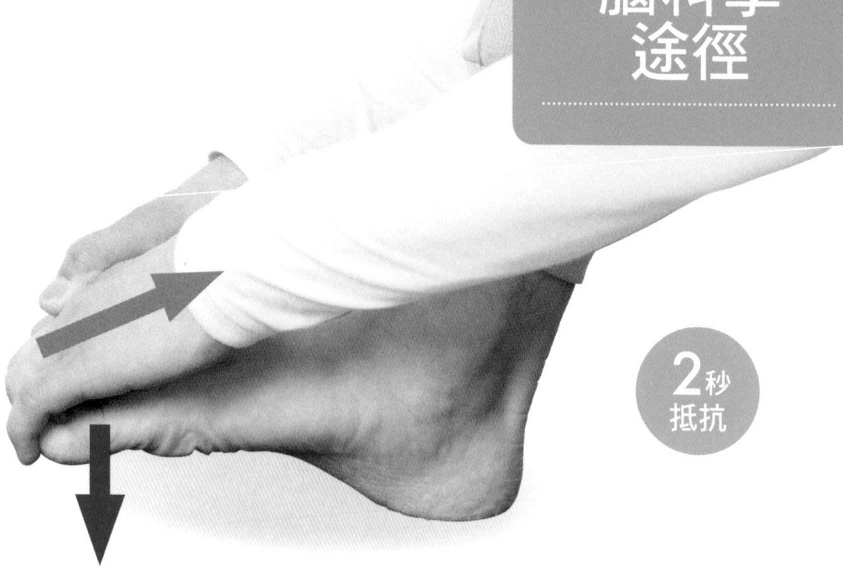

2秒
抵抗

2 放鬆腳尖。
重複三次。

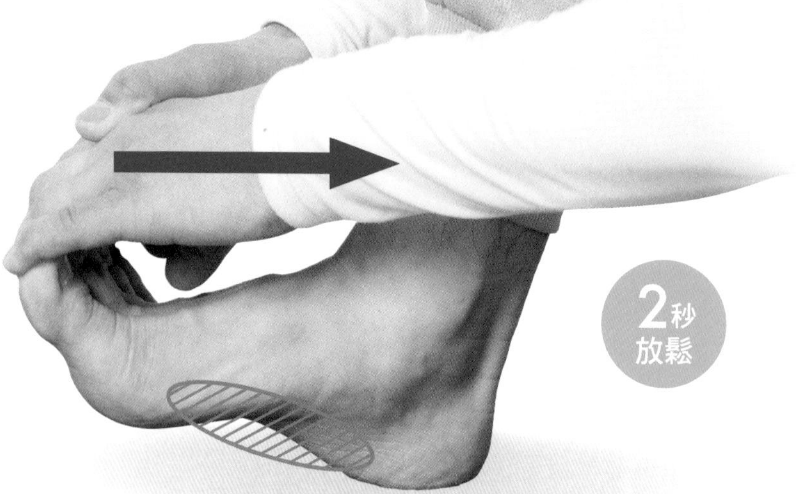

2秒
放鬆

腳底伸展

筋膜途徑

腳踩住球體，放鬆腳底。必須去大致意識正在放鬆腳底內側、正中央、外側的三條線。踩踏時要確實把體重落在按摩球上。

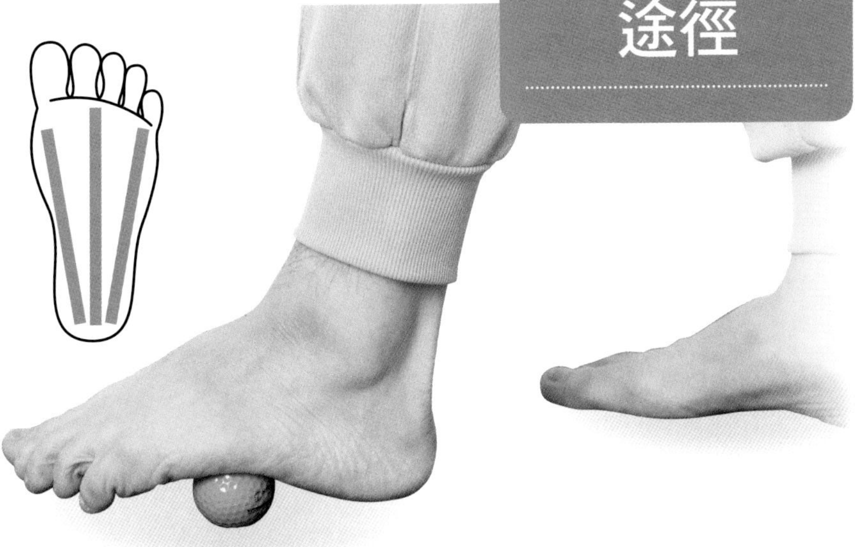

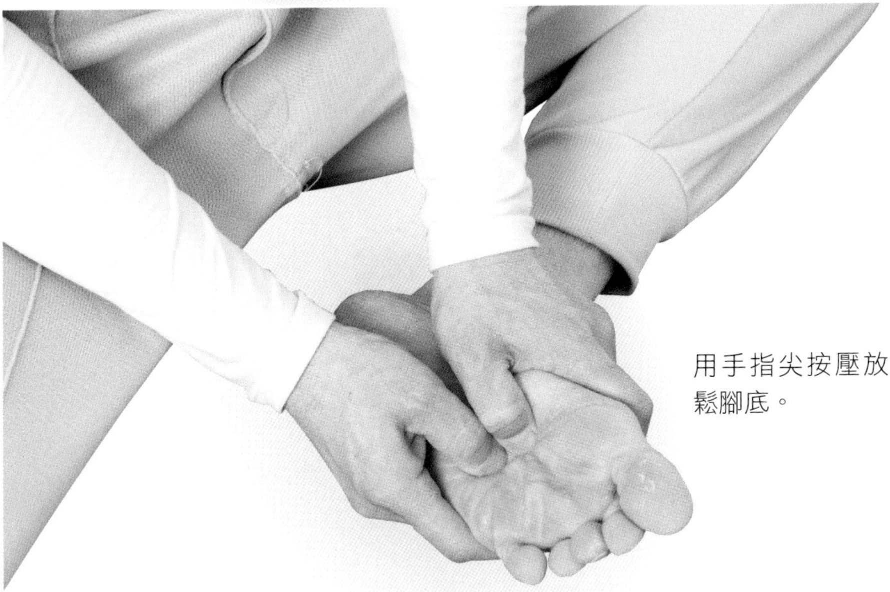

用手指尖按壓放鬆腳底。

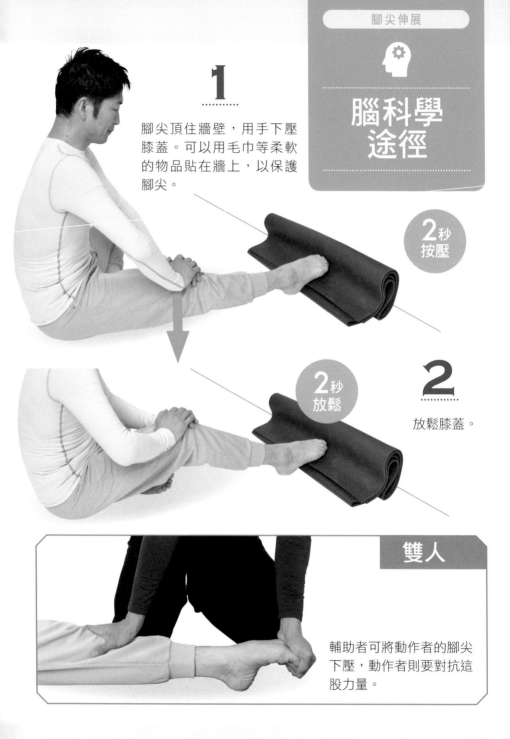

腦科學途徑

1

腳尖頂住牆壁，用手下壓膝蓋。可以用毛巾等柔軟的物品貼在牆上，以保護腳尖。

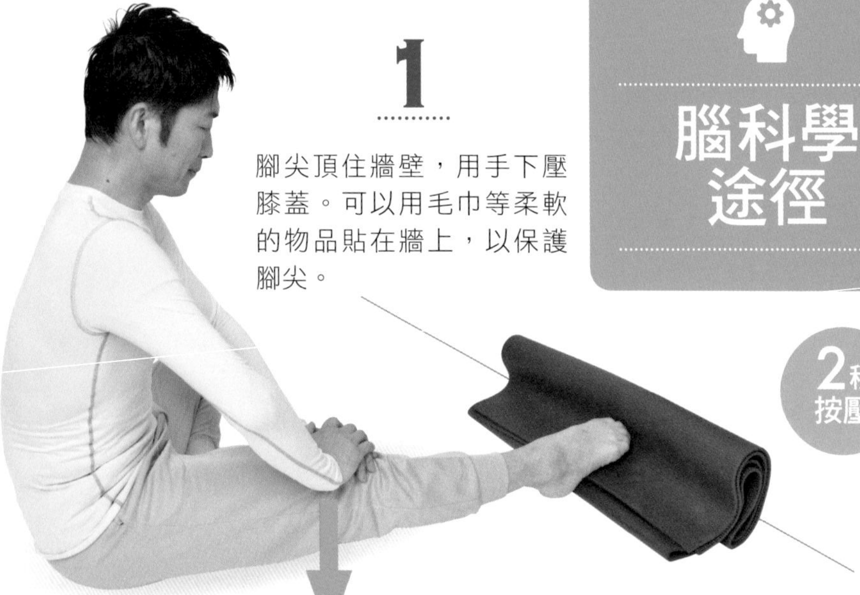

2秒
按壓

2秒
放鬆

2

放鬆膝蓋。

雙人

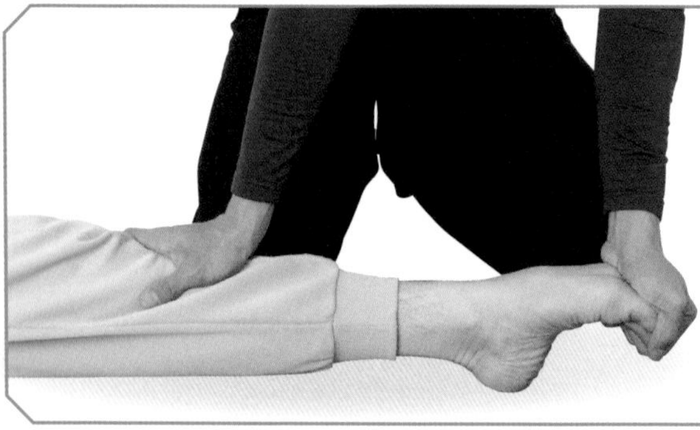

輔助者可將動作者的腳尖下壓，動作者則要對抗這股力量。

腳尖伸展

筋膜途徑

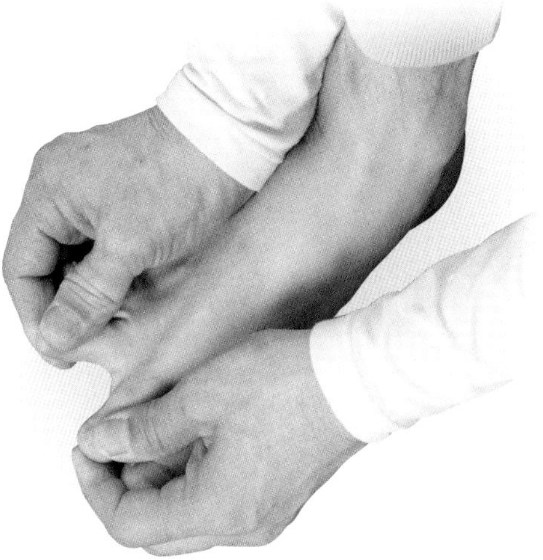

把腳趾往上下左右展開、轉動。

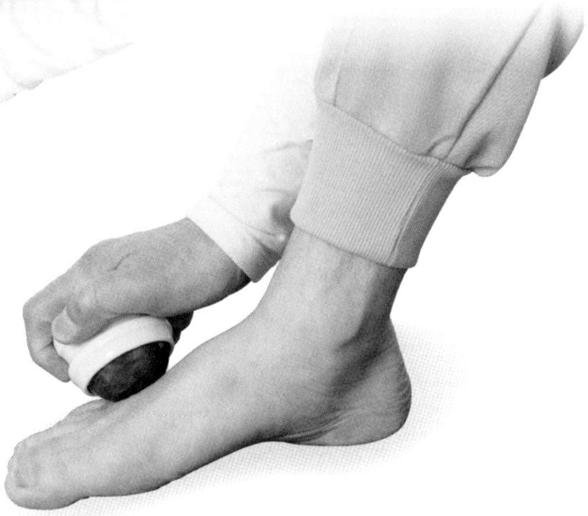

用按摩球沿著腳背上腳趾骨的縫隙滾動放鬆肌肉。

到這裡我介紹了全身各個部位的伸展運動，其中或許有些人會覺得「脛部、腳底、腳尖等和我的比賽項目無關」。

但是，筋膜覆蓋全身上下，一個地方歪斜就會影響全身。舉例來說，如果腳底有好好放鬆，下肢的後側整體都會獲得放鬆，也會變得更容易前彎。

此外，也有不少人是第一次按摩脛部，因為脛前肌是腓腸肌等的拮抗肌，如果能讓脛部變柔軟，小腿肚就能充分伸展至原本的可動範圍。若總是只做同樣的伸展運動，也請試著關注一下以往忽略的部位。

暖身運動＝伸展運動？

暖身運動，顧名思義，就是為了讓身體暖和而進行的運動。目的在透過溫暖身體、促進全身血液循環，讓血液容易把氧氣和營養素送到肌肉，藉以提升競賽表現、防止受傷。

就這一點來說，只坐在地板上伸直腿部進行的溫和伸展，無法讓身體暖和，所以不算是暖身運動。不僅不算是暖身，特別是在寒冷的時候，在身體沒有暖和起來的狀態下，因為肌肉不易伸展，伸展的效果也會減半。

若從暖和身體的目的來說，健走或慢跑這類的有氧運動的確較為適合，而本書在能夠輕易執行的這層意義上，也相當推薦在p20所介紹的動態伸展，即略微運用反作用力，大幅度活動身體的伸展運動。

此外，暖身需要時間，由於目的是讓身體暖和起來，所以請大概以十分鐘為基準，活動到稍微流一點汗的程度較佳。

CHAPTER 3

現在，試著挑戰高難度姿勢！

列舉出Y字平衡、前後開腿、鴿式、貝爾曼式………
六個從初級班到超高級班學員最常要求示範的姿勢，
並介紹練習方法。

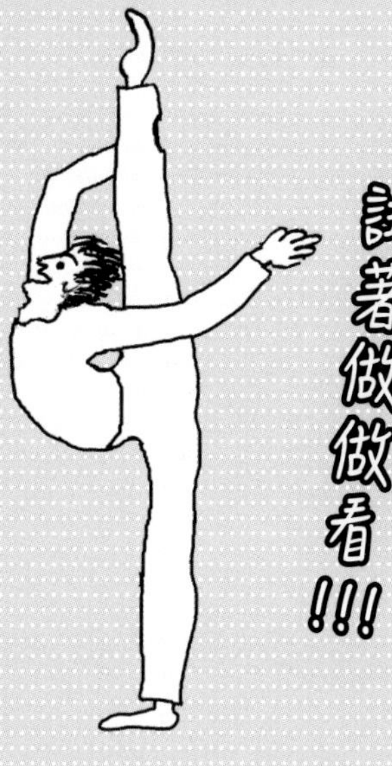

難易度

★☆☆☆☆

背後握手

上方手臂部分綜合了①手肘往橫向拉，②往背後拉的動作；下方手臂部分則綜合了①放下肩膀，②展開胸部、手臂繞到身後的動作。這動作十分需要肩胛骨的柔軟度。

目標 先做到一側能握手。

高級目標 即便左右手交替上下，都能確實握到手。

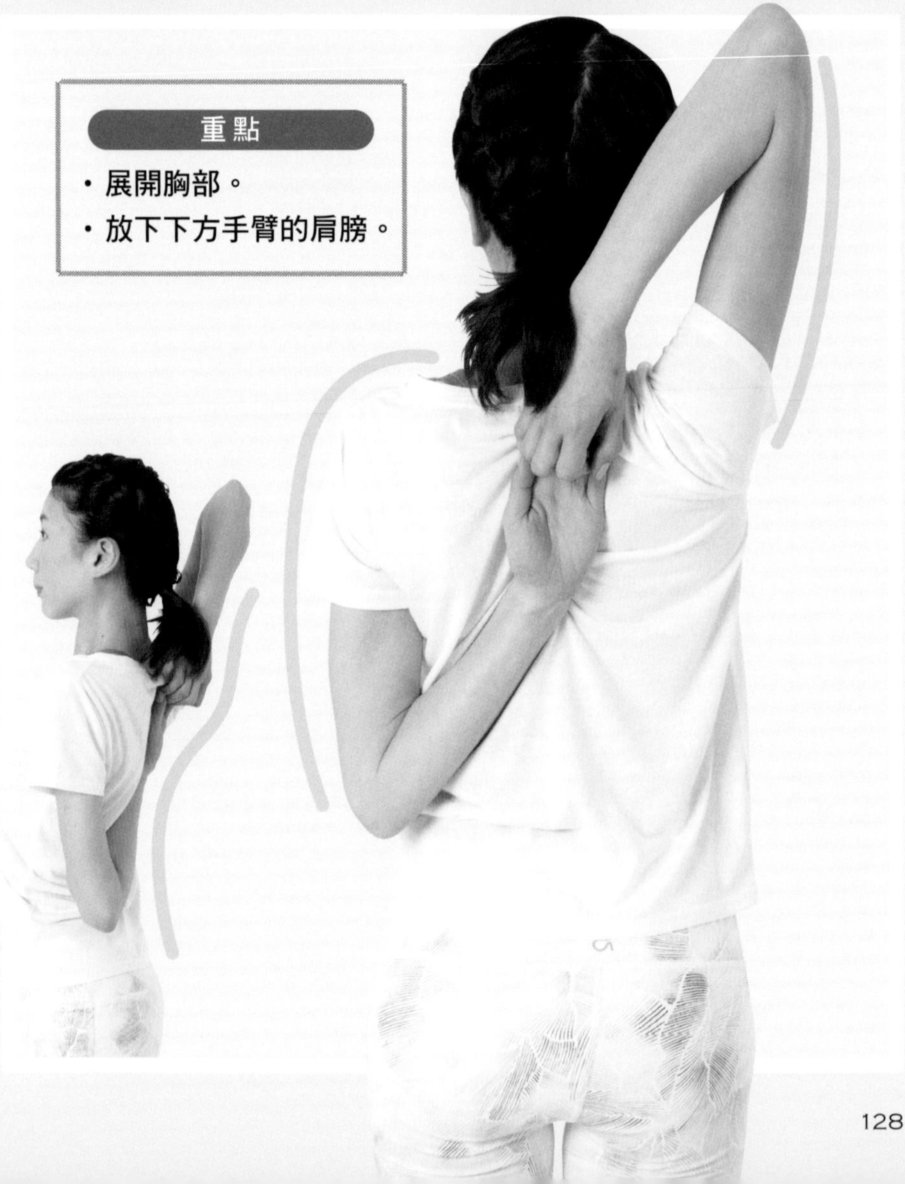

重點

- 展開胸部。
- 放下下方手臂的肩膀。

各重複 3次

練習 1 腦科學途徑

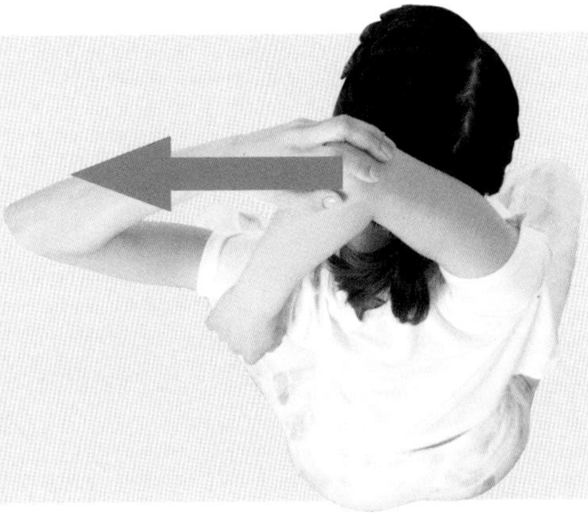

一手抓住另一手的手肘往橫向拉，重複抵抗（2秒）、放鬆（2秒）。
（參考：P64）

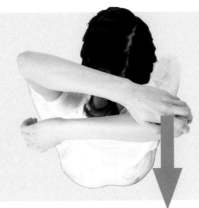

一手抓住另一手的手肘往後拉，重複抵抗（2秒）、放鬆（2秒）。
（參考：P64）

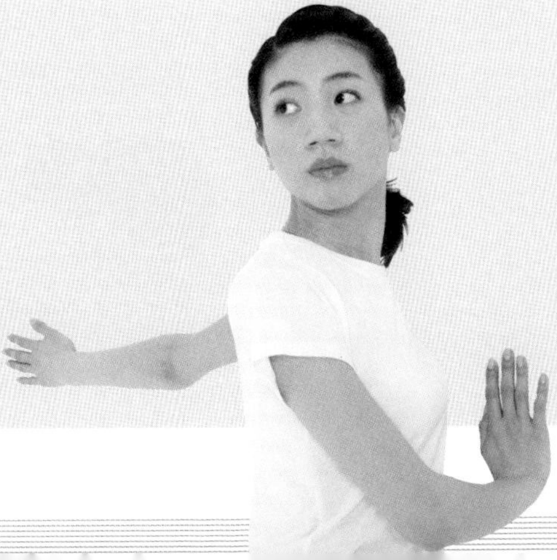

手頂住牆壁，扭轉身體，用胸部的力量重複抵抗（2秒）、放鬆（2秒）。
（參考：P72）

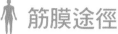

練習 2　筋膜途徑

各進行 30 秒

上側手臂的三角肌

放鬆肩膀的外側。

抓住肩膀，活動手臂。

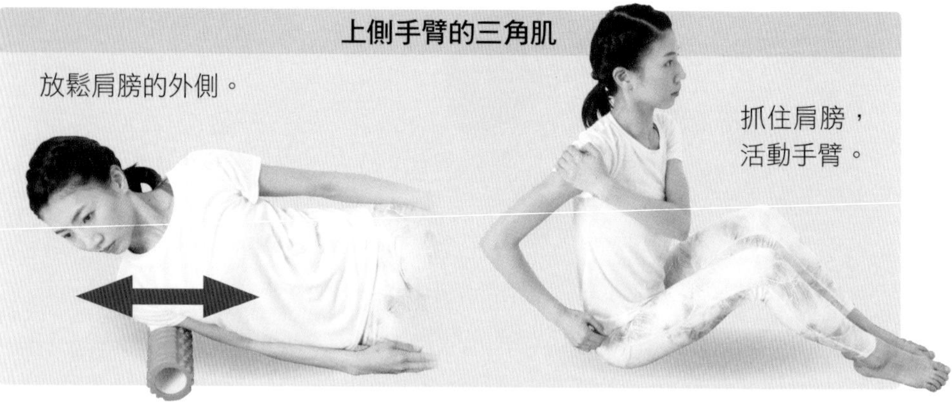

上側手臂的大圓肌（腋下的背部）、體側

抓住腋下，活動手臂。

放鬆腋下至側腹。

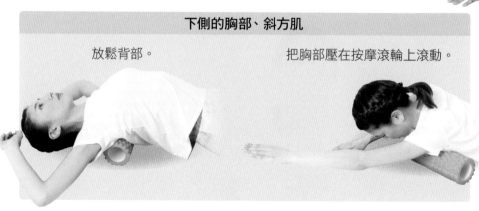

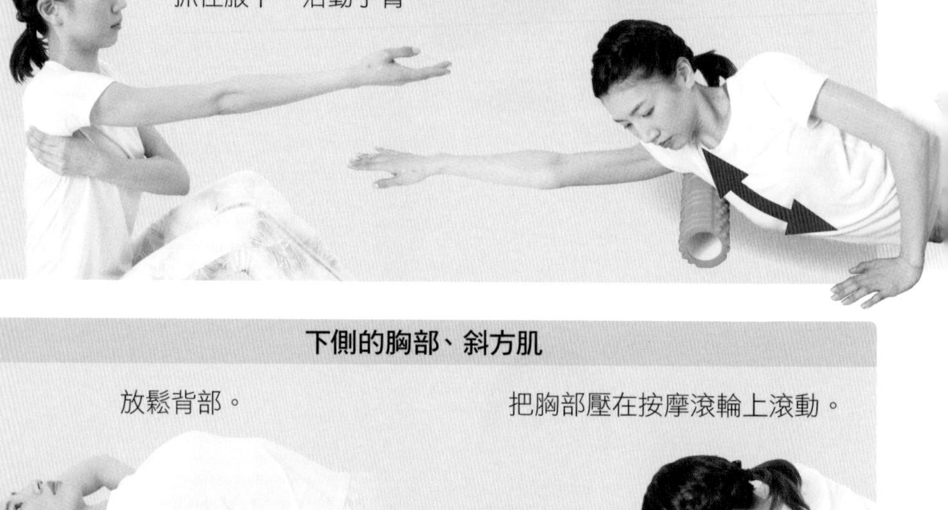

下側的胸部、斜方肌

放鬆背部。

把胸部壓在按摩滾輪上滾動。

若有需要，也請放鬆上述之外其它僵硬的部位。

完成練習1、2之後，維持背後握手的姿勢三十秒以確認成果。

檢視項目

- □ 是否能抓住另一隻手更多一點？（如果仍無法接觸到，靠近了多少呢？）
- □ 哪裡是極限點？

自己感受出極限的部位在哪裡，將它視為重點放鬆部位。

此外，可以嘗試左右交替進行。

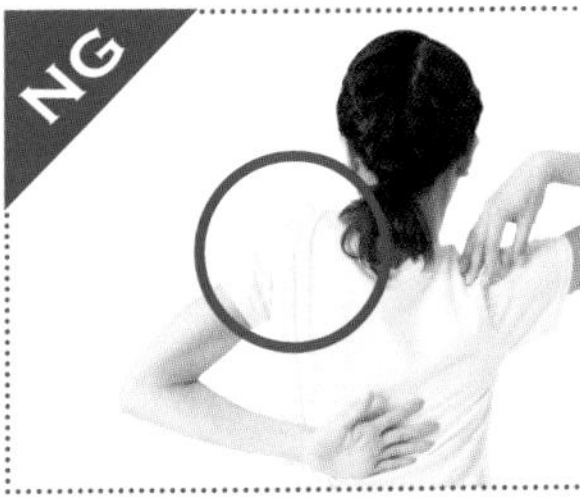

如果聳肩就無法順利完成動作。斜方肌緊張時，肩膀會聳起，如果有這種狀況可以先放鬆斜方肌（參考：P30）。

有效的練習

握住彈力帶，像拔河一樣上下拉緊、放鬆，接著縮短兩手之間彈力帶的長度，再次像拔河般上下拉緊、放鬆。重複數次。

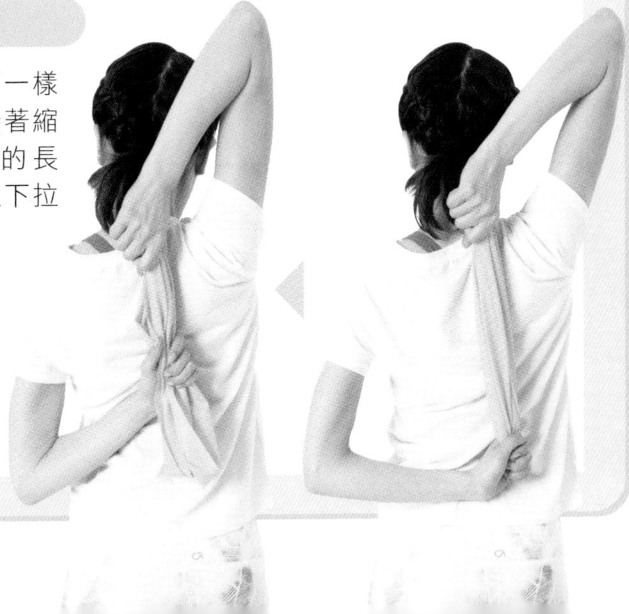

難易度
★★☆☆☆

橫劈腿

這個動作主要在伸展大腿內側（內收肌）。從動作本身來說，只是將髖關節往外側展開，較為單純，但需要的不僅是髖關節的柔軟度，還包括下半身整體的柔軟度。

目標 額頭碰到地面。

高級目標 腹部碰到地面。

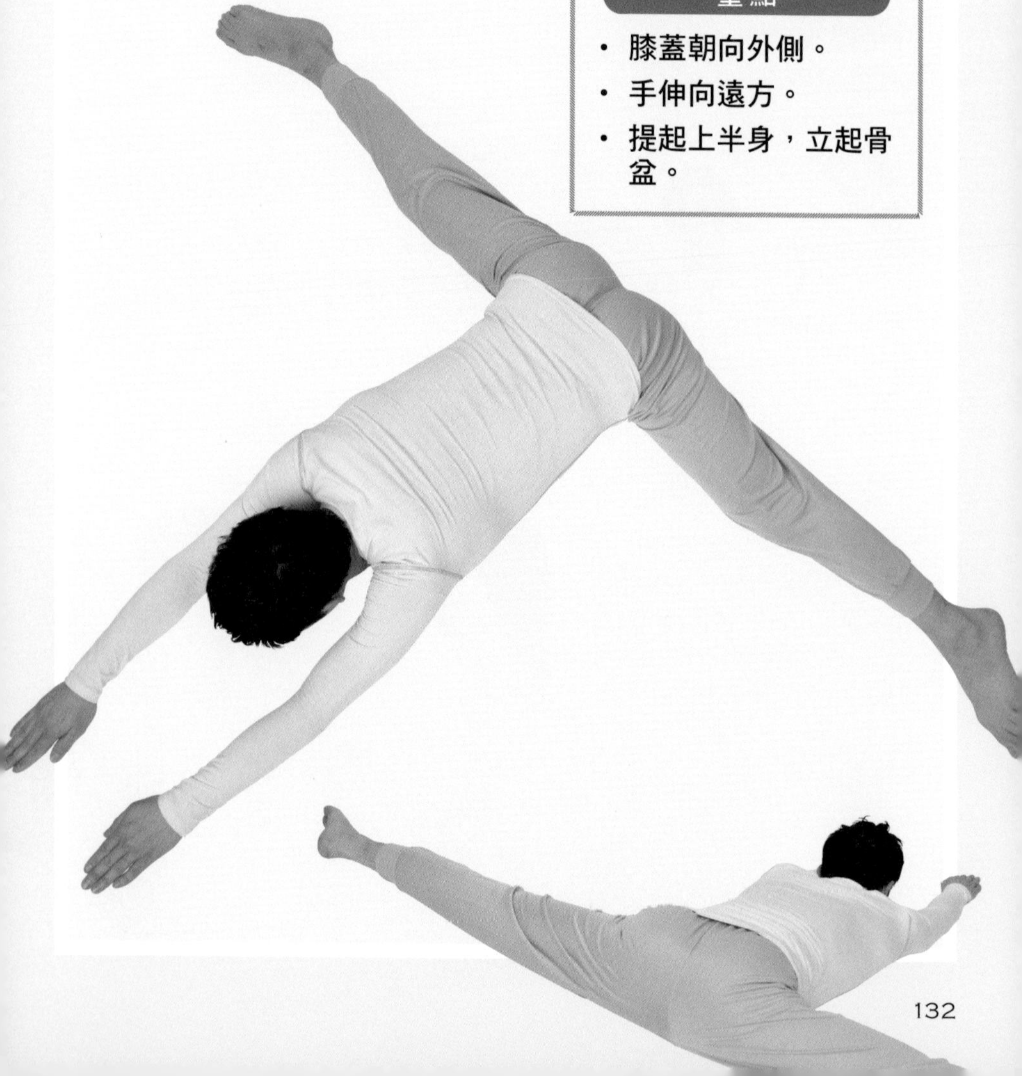

重點

- 膝蓋朝向外側。
- 手伸向遠方。
- 提起上半身，立起骨盆。

練習 1 腦科學途徑

各重複 3次

1

腳底在身體前方合併，手臂往斜上方延伸。

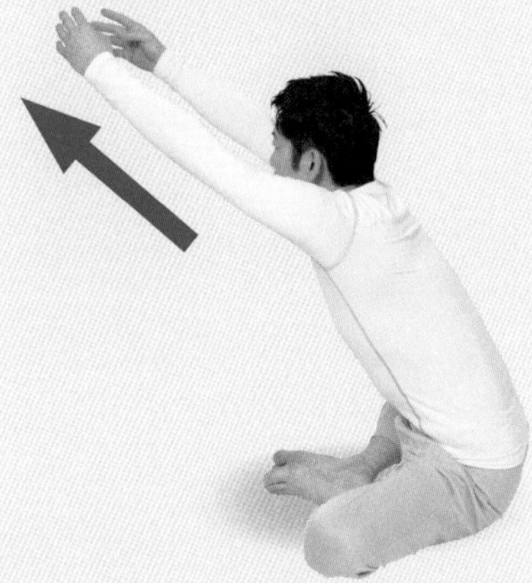

2

上半身放鬆。

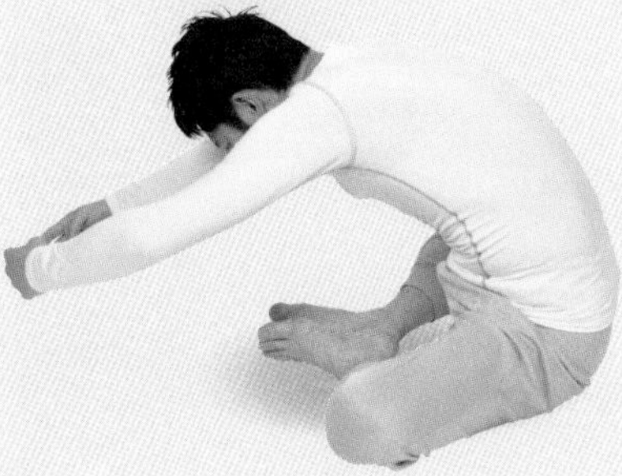

1

一邊用手臂支撐上半身，內收肌群用力（想像合腿的感覺）。

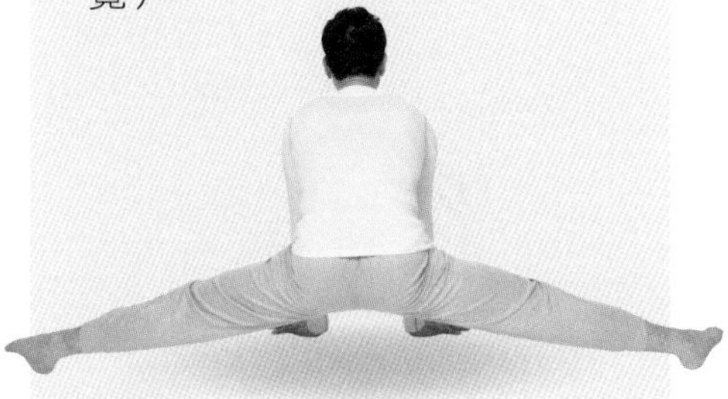

2

放鬆上半身（參考：P105）。

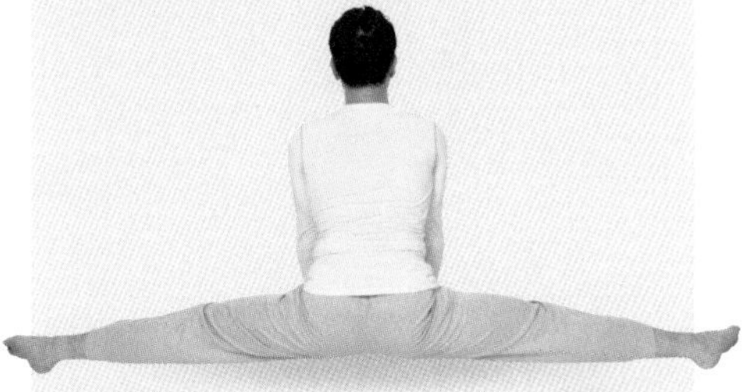

DOWN

如果用手撐地進行會覺得困難，可以用椅子或瑜珈磚等來支撐上半身，以穩定上半身。

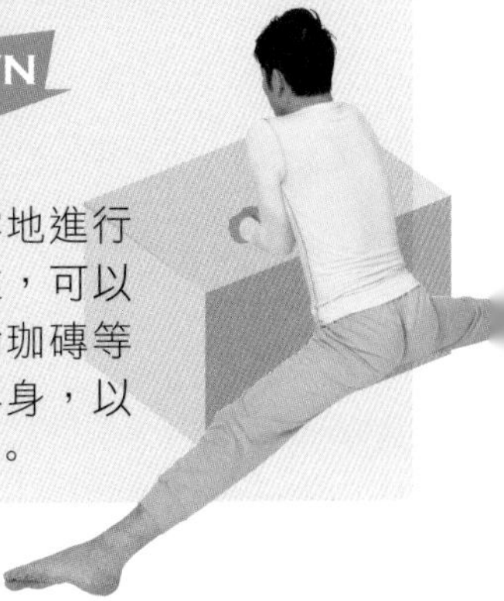

練習 2 筋膜途徑

左右各進行 30秒

一邊左右轉動腿部，一邊像是要拔出大腿般地按壓放鬆腿部。

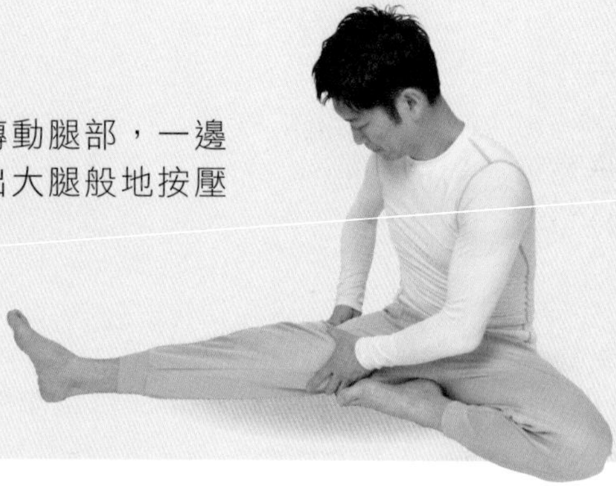

大腿內側

放鬆大腿內側。

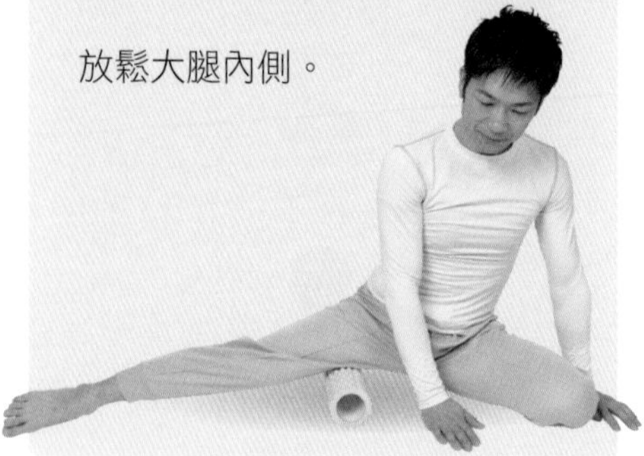

腳底

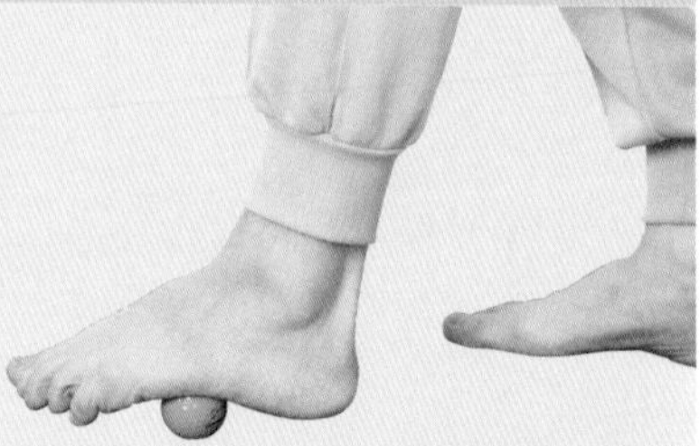

用全身體重踩在球體上，按壓腳尖到腳後跟。

臀部

放鬆臀部，以凹陷處周邊為重點。

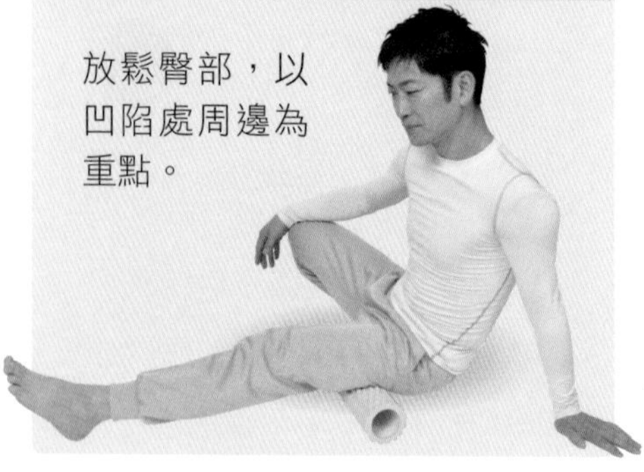

大腿外側

放鬆大腿外側。

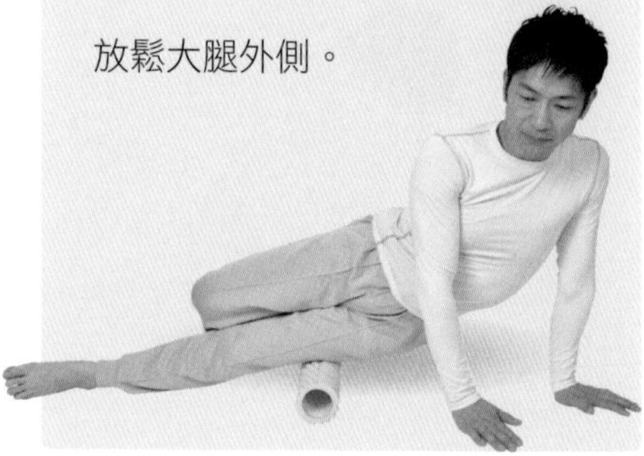

如有需要，也請放鬆上述以外其它僵硬的的部位。

完成練習1、2之後，維持30秒橫劈腿的姿勢以確認成果。

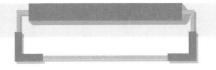

檢視項目

- ☐ 腳能劈多開？
- ☐ 前彎時，手肘、頭、額頭、胸部這些地方是何處碰到地面？
- ☐ 哪裡是極限點？

自己感受出極限點的部位，視為放鬆的重點。

骨盆正，背部就能伸展，會更容易前彎。
在臀部下方放置靠墊等，會比較容易讓骨盆正。

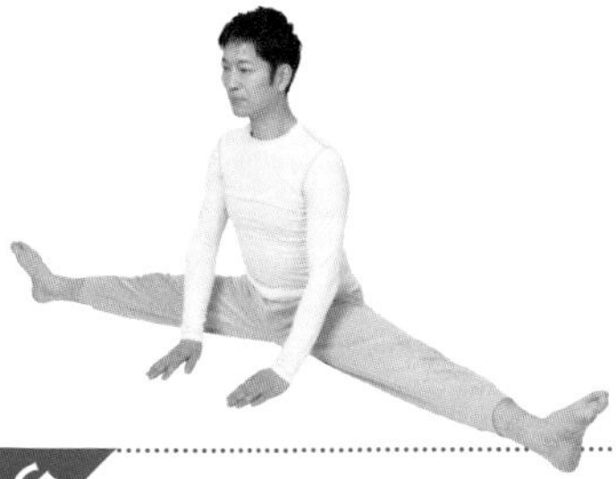

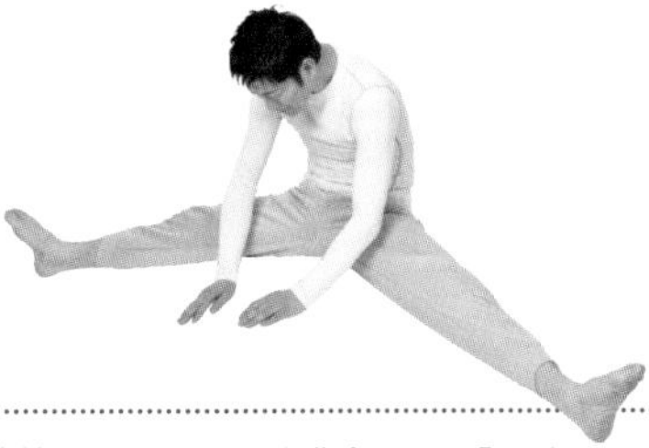

NG

骨盆無法前傾的人，代表本來應該能夠個別活動的背部和骨盆已經緊貼在一起了。不妨利用P20之後介紹的準備運動，恢復骨盆的活動。

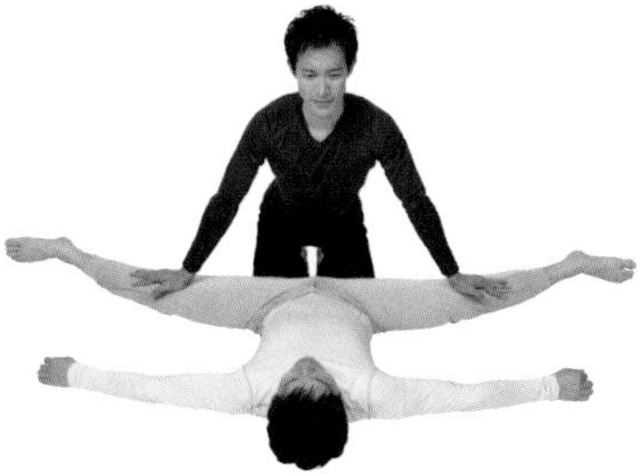

輔助者打開按壓動作者的腿部，動作者先抵抗這股力量，然後放鬆。

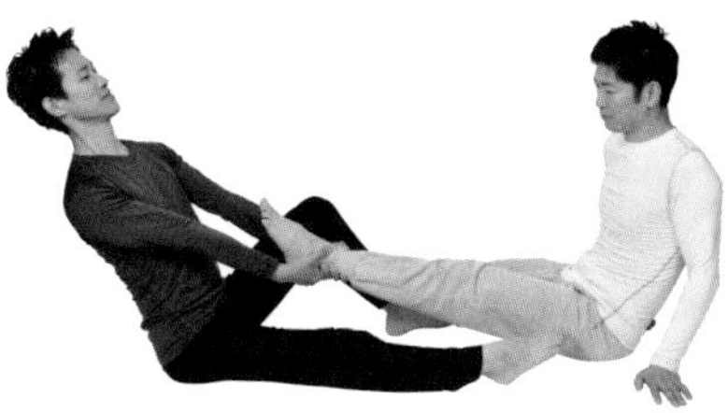

輔助者像要拔出大腿一般地用力拔動作者的腿。

難易度

★★★☆☆

Y字平衡

站姿劈腿、伸展體側的動作。能伸展抬起腿的整個後側（從腳尖到臀大肌）和軸心腿的側面。

目標 能夠握住腳尖維持十秒。

高級目標 軸心腿同側的手能夠握到抬起的腿（I字平衡）。

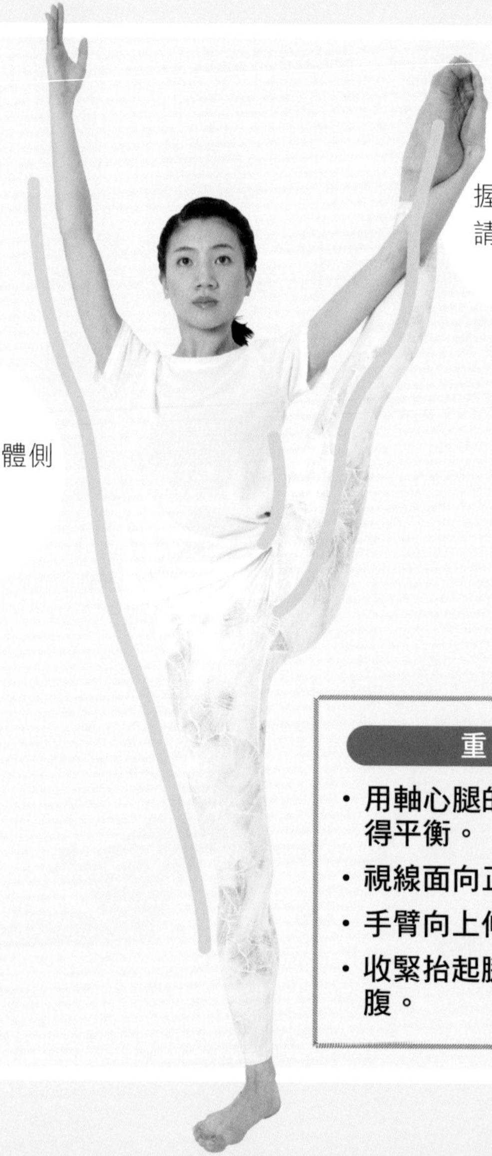

握住腳的方式
請參照P139。

把軸心腿的體側
向上提起。

重點

- 用軸心腿的鼠蹊部取得平衡。
- 視線面向正前方。
- 手臂向上伸展。
- 收緊抬起腿同側的側腹。

練習 1 腦科學途徑

左右各重複 3 次

參考：P66

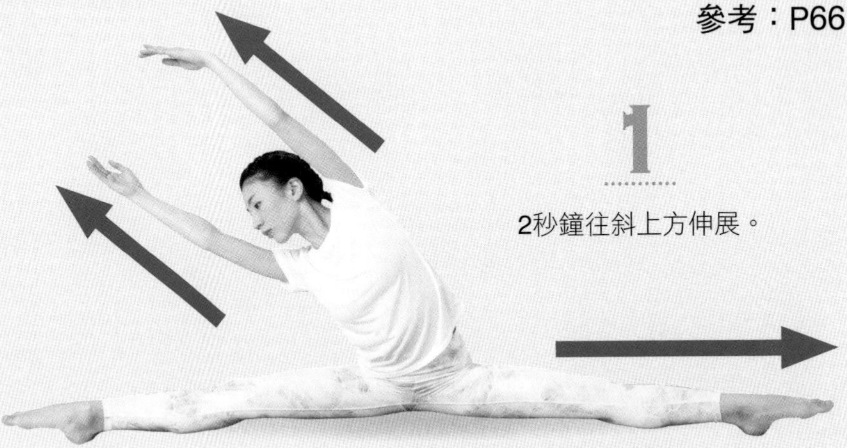

1

2秒鐘往斜上方伸展。

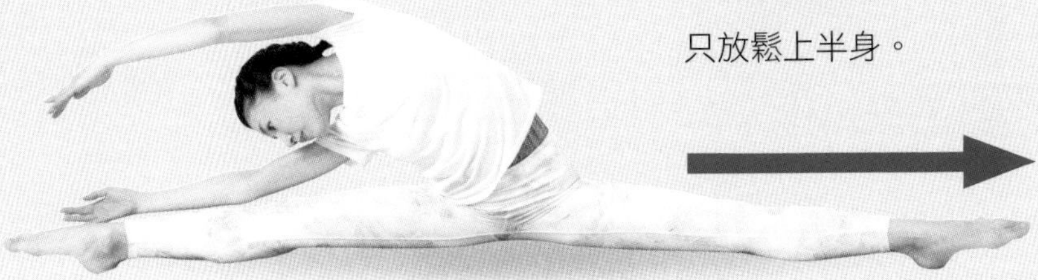

2

只放鬆上半身。

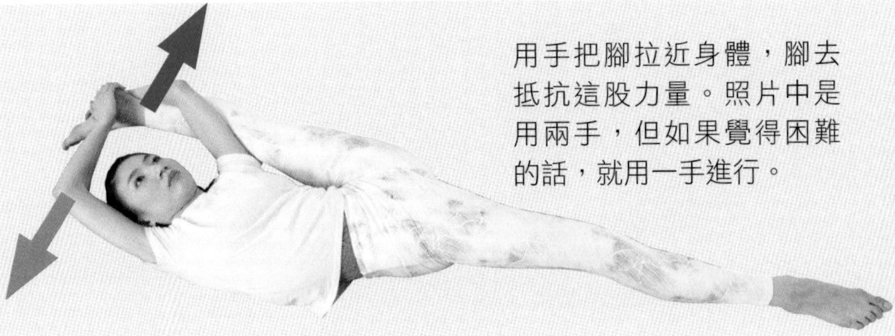

用手把腳拉近身體，腳去抵抗這股力量。照片中是用兩手，但如果覺得困難的話，就用一手進行。

練習 2　筋膜途徑

各進行 30秒

大腿內側（左右）

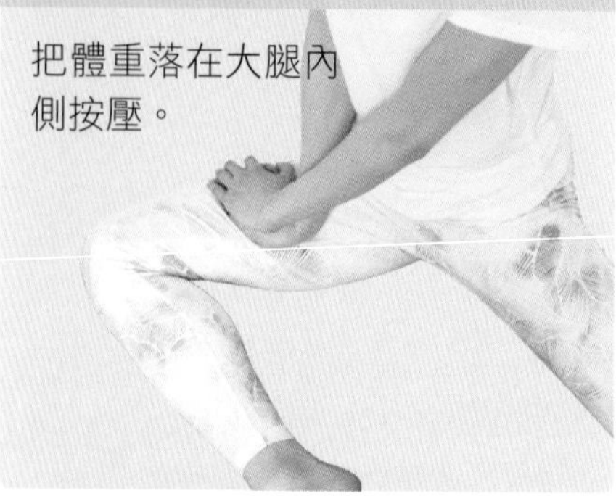

把體重落在大腿內側按壓。

抬起腿的小腿肚

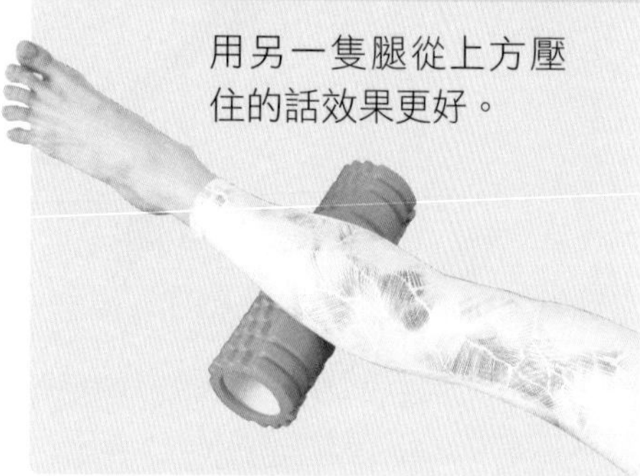

用另一隻腿從上方壓住的話效果更好。

臀大肌（左右）

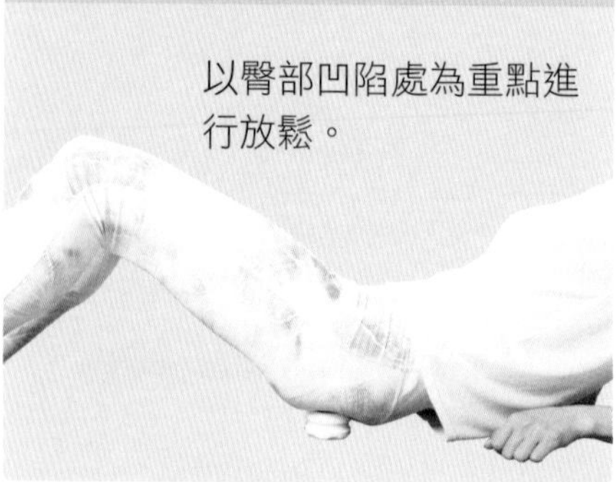

以臀部凹陷處為重點進行放鬆。

髖關節（左右）

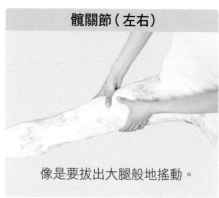

像是要拔出大腿般地搖動。

軸心腿的體側

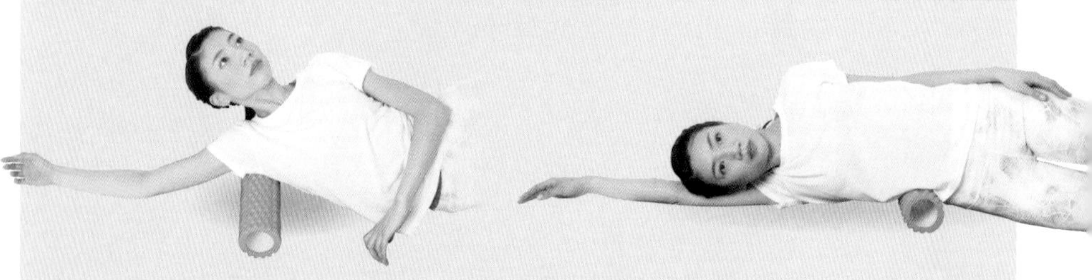

從腋下到側腹，一邊改變位置一邊放鬆體側。

若有需要，也請放鬆上述之外其它僵硬的部位。

完成練習1、2之後，在平躺的狀態下維持三十秒Y字平衡的姿勢。然後，站起來以確認成果。

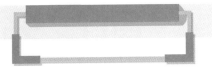

檢視項目

- ☐ 腳能抬到哪裡為止？（如果無法舉到肩膀就無法站立）
- ☐ 哪裡是極限點？

自己感受極限點的部位，視為放鬆的重點。然後，站起來確認成果。此外，不妨試著左右交替進行。

有效的練習

用相反側的手抓住抬起的腿（如果用這個姿勢站立就是所謂的I字平衡。）

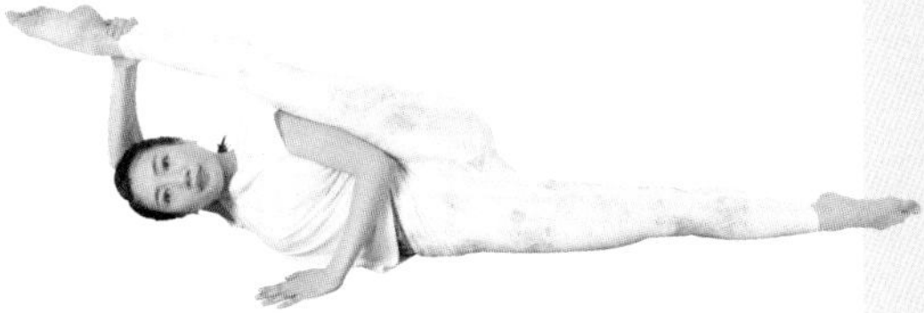

劈腿後扭轉上半身，像是仰望一般地後傾身體。

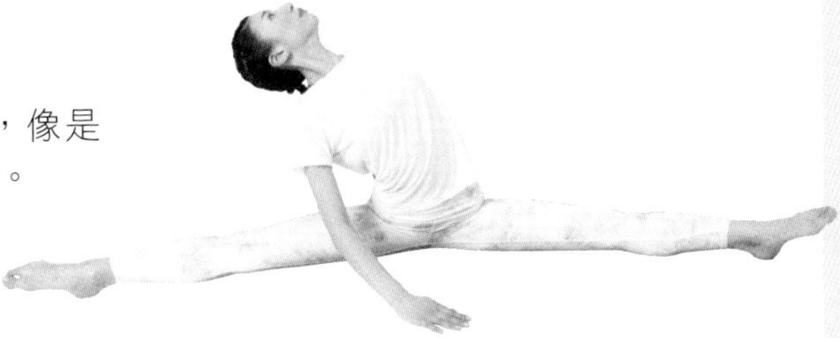

抬起腿的抓法

上級 可以伸展至腳尖。

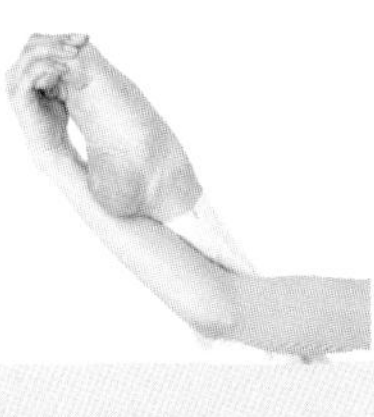

中級 看起來姿勢優美。

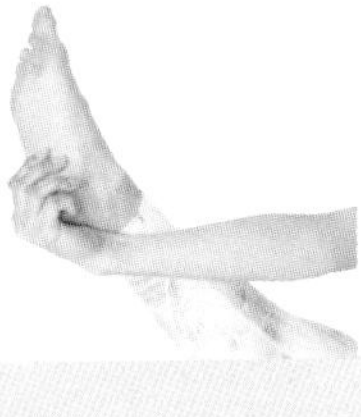

初級 比較容易抓住。

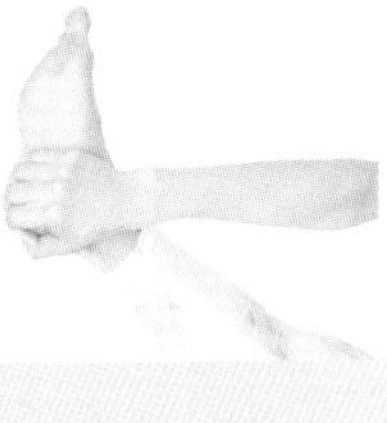

難易度

★★★★☆

前後劈腿

綜合了把腿向前抬起與向後抬起的動作。前腿的整個後側與後腿的整個前側都能伸展。比起橫劈腿，需要更多關節與肌肉的柔軟度。

目標 能夠在上半身前傾的狀態下劈腿。

高級目標 能夠在上半身筆直立起的狀態下劈腿。

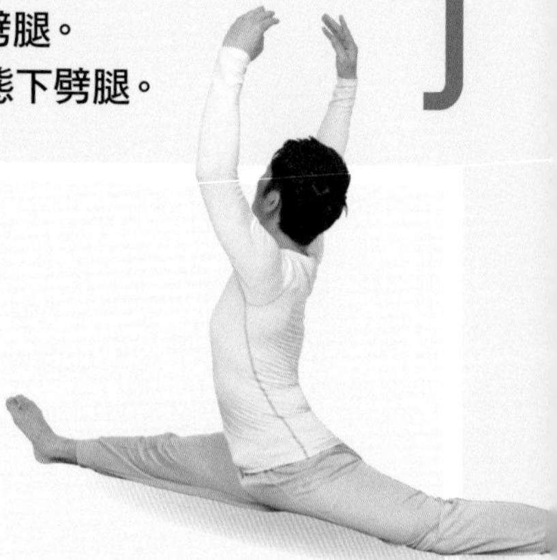

重點

- 確實放鬆後腿的大腿前側。
- 放鬆前腿的大腿後側與小腿肚。

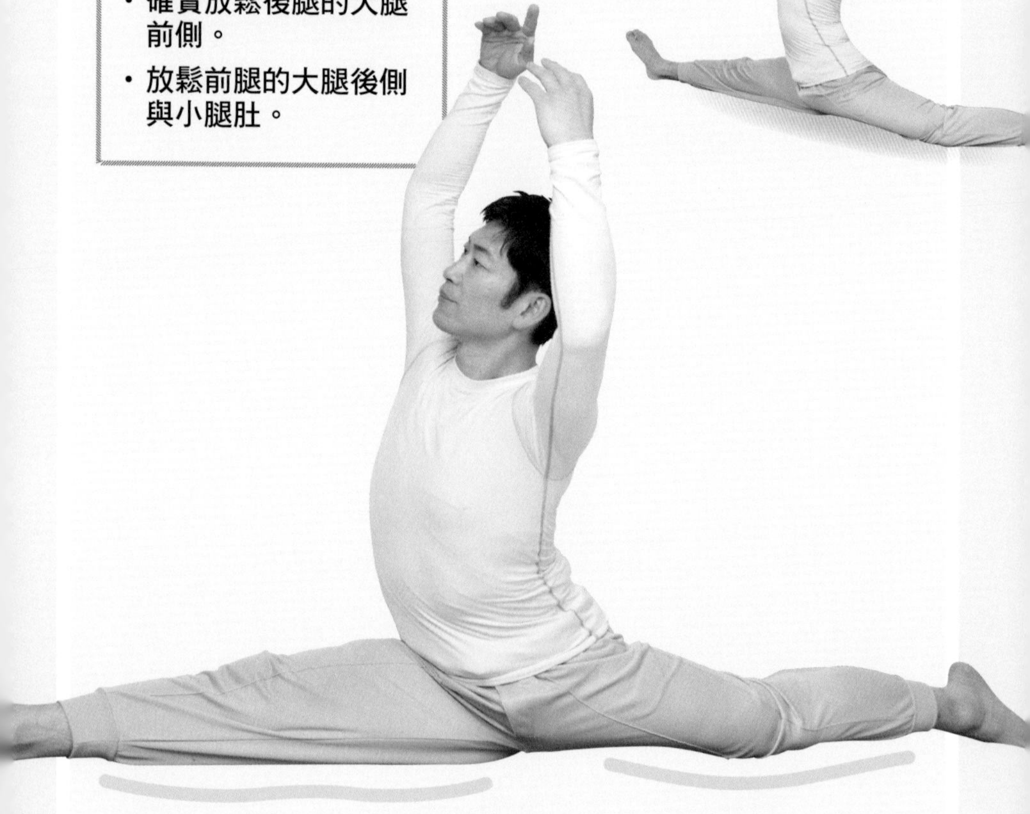

各重複 3 次

練習 1 腦科學途徑

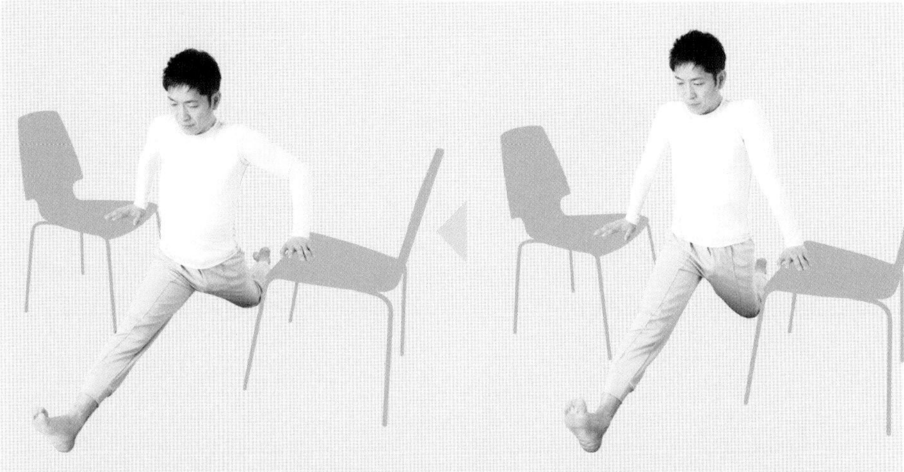

後腿膝蓋碰地，用前腿大腿後側到臀部的肌肉提起身體，停留2秒（上半身挺起）。一口氣吐氣放鬆（參考：P89）。

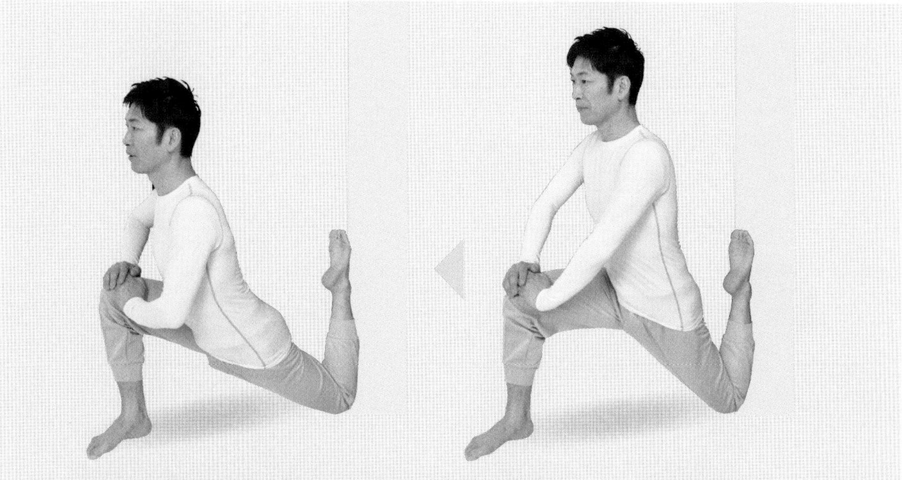

後腿腳背壓住牆壁2秒（後腿的大腿前側緊繃，上半身挺起）。一口氣吐氣放鬆（參考：P82）。

練習 2　筋膜途徑

各進行 30 秒

前腿的後側、後腿的前側是放鬆的重點。

前腿的小腿肚

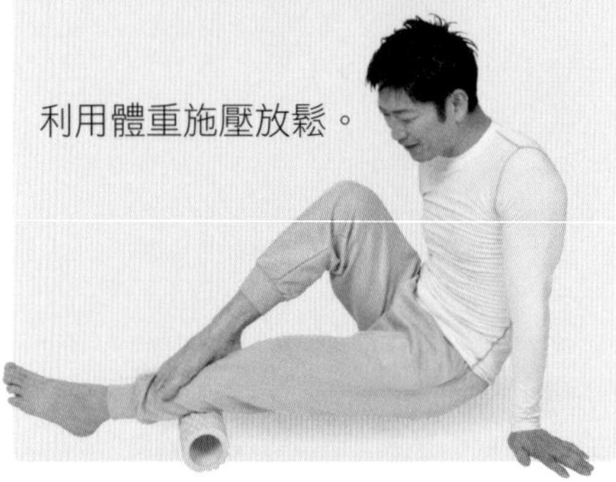

利用體重施壓放鬆。

前腿的腳底

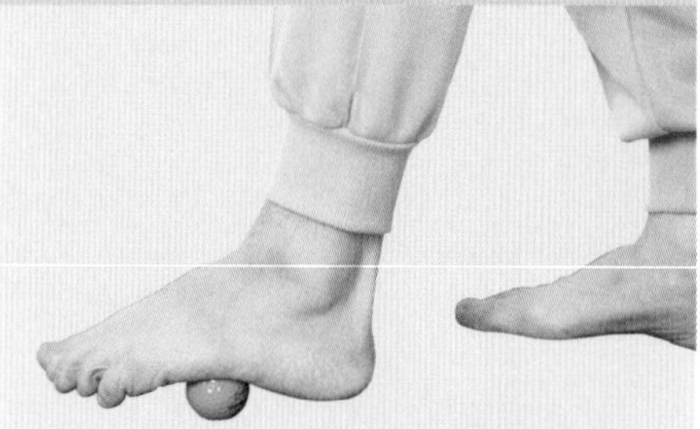

整個腳底均勻踩踏按摩球。

前腿同側的臀部

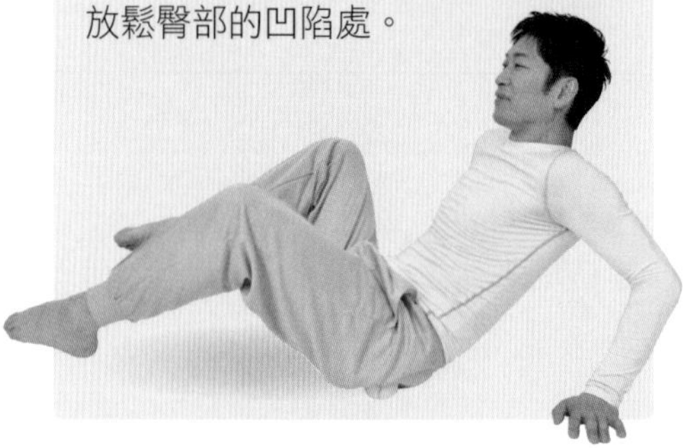

放鬆臀部的凹陷處。

前腿的大腿後側

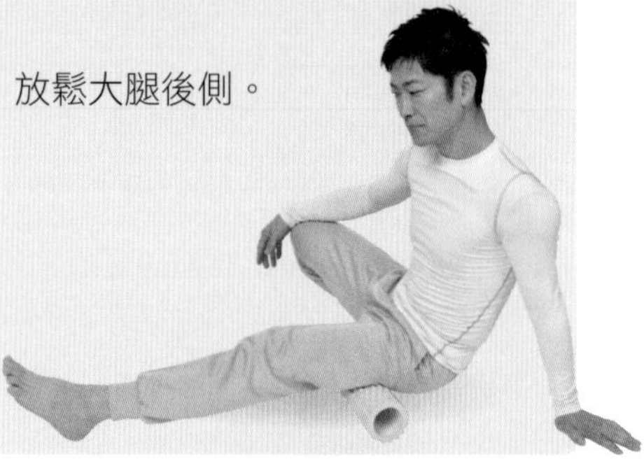

放鬆大腿後側。

後腿的脛部

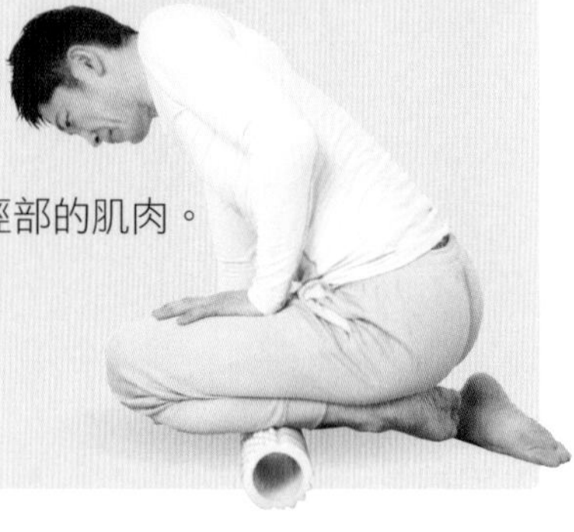

放鬆脛部的肌肉。

後腿的大腿前側

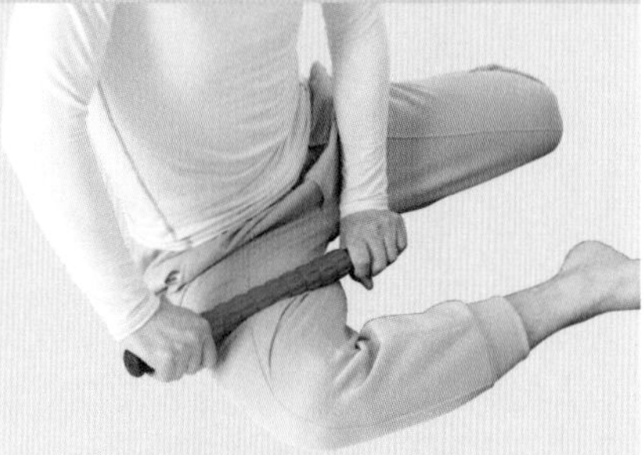

放鬆大腿前側。

若有需要，也請放鬆上述之外其它僵硬的部位。

完成練習1、2之後，維持30秒前後劈腿的姿勢以確認成果。

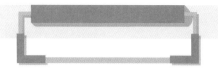

檢視項目

- ☐ 髖關節與地板的距離拉近了多少？
- ☐ 肚臍是面向前方的嗎？
- ☐ 哪裡是極限點？

自己去感受出極限點的部位，將它視為放鬆的重點。
此外，也可以試著左右交替進行。

NG

如果膝蓋和肚臍歪向側邊，後腿的前側就不會獲得伸展。

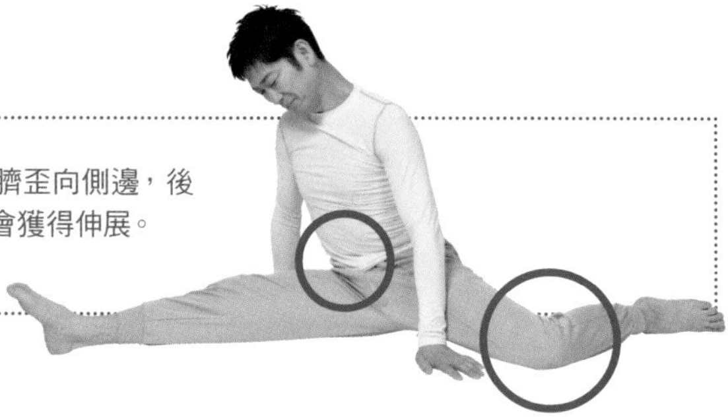

有效的練習

在前後劈腿的狀態下，上半身交互往左右邊倒。

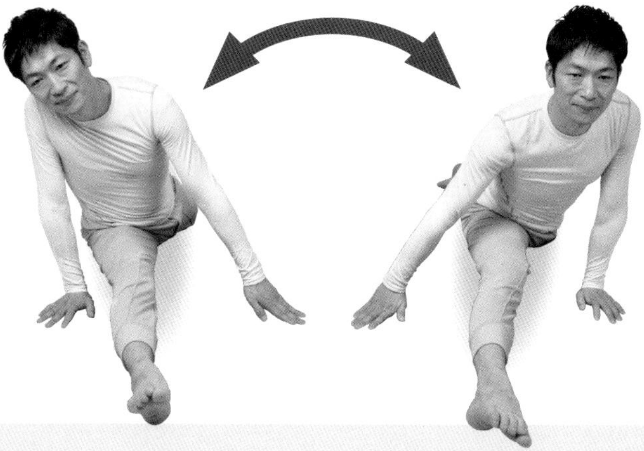

難易度
★★★★★

鴿式

必須要放鬆、伸展身體正面的全部（手臂、肩膀～髂腰肌～腳尖）。此外，腰部與背部的柔軟度也是重點。

目標 手能在頭部後方牽在一起。

高級目標 能夠確實看向正前方。

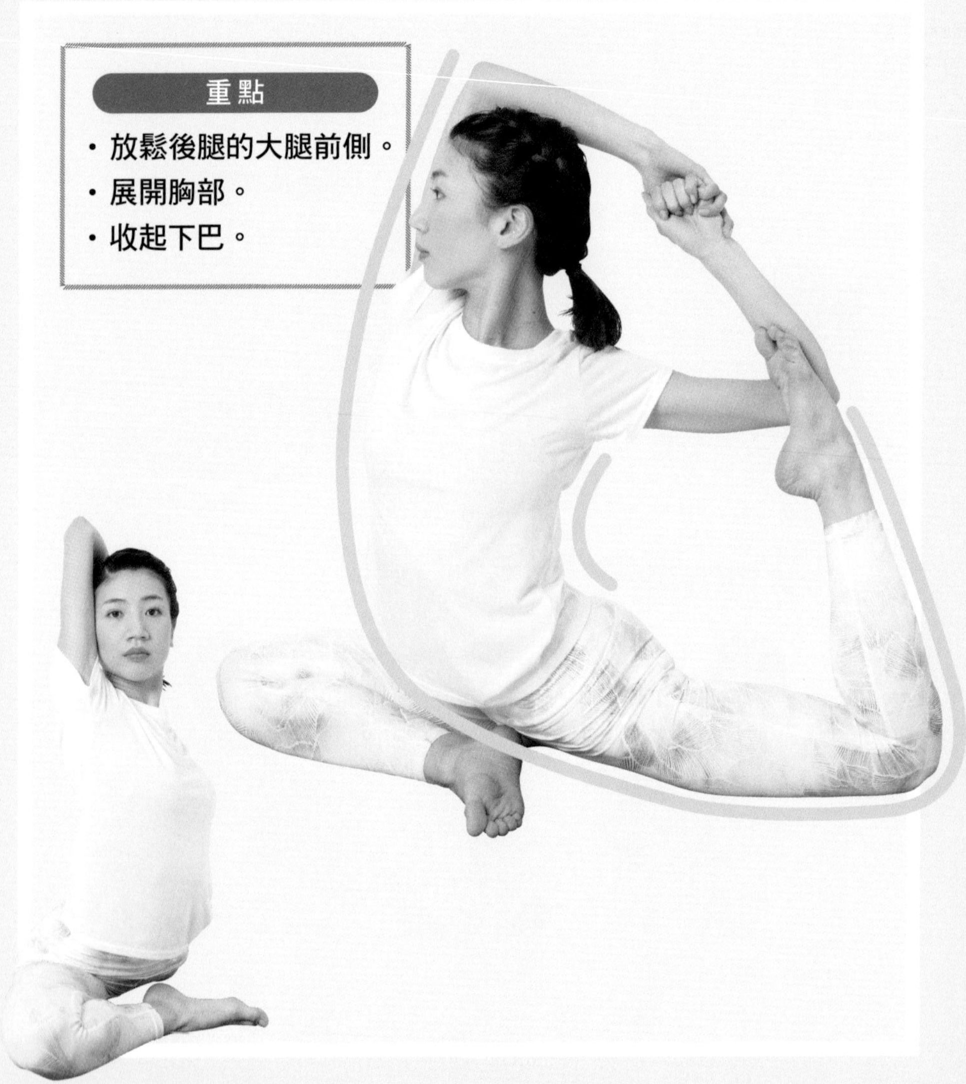

重點

- 放鬆後腿的大腿前側。
- 展開胸部。
- 收起下巴。

鴿式是瑜珈中有名的姿勢。全身的柔軟度都很重要。一路努力至此的你，應該能夠思考自己所需的練習。在此介紹鴿式的練習方法。

前腿膝蓋彎曲，伸展後腿的大腿前側，讓後腿膝蓋向下。姿勢不穩定時，可以在胯下放置捲起的毛巾或瑜伽磚，姿勢就會穩定。

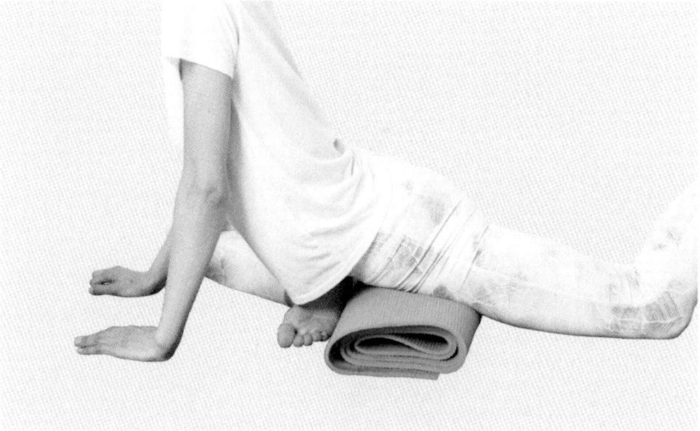

前腿的位置會讓難度產生變化。如果腳踝與髖關節離得愈遠，對後腿的大腿前側的負荷會增加，柔軟度變得更為重要。

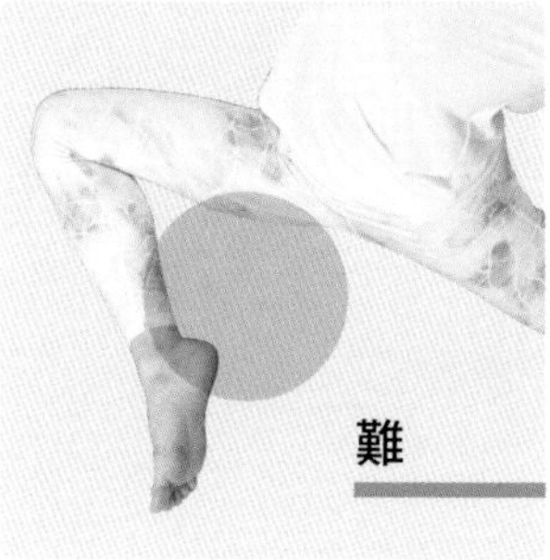

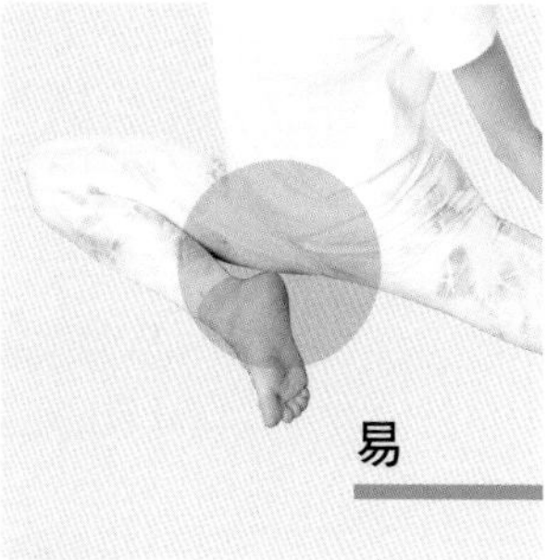

NG

後腿的膝蓋轉向橫側。後腿的大腿前側伸展不足是很大的原因。請努力把P78以後的下半身伸展全都努力做一下。

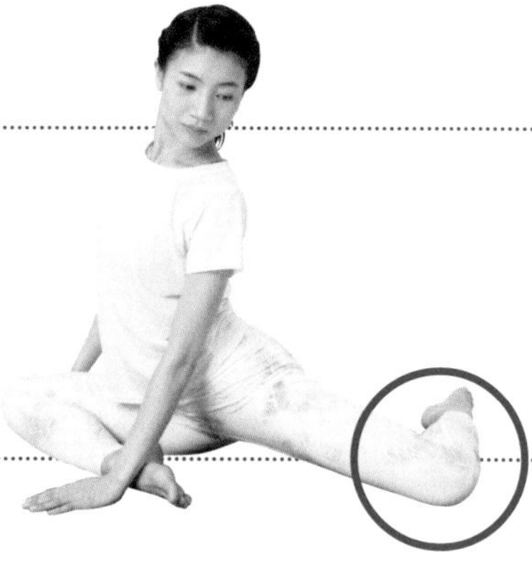

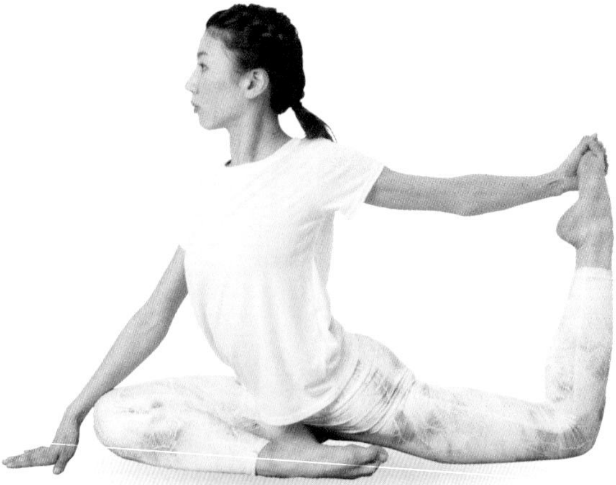

1

後腿膝蓋彎曲，抓住腳尖。如果無法做到這個姿勢，捷徑就是從前後劈腿（P140～143）開始練習。

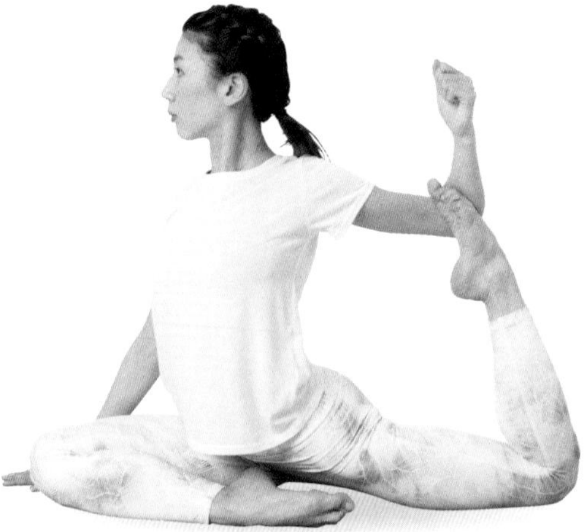

2

勾住手肘。

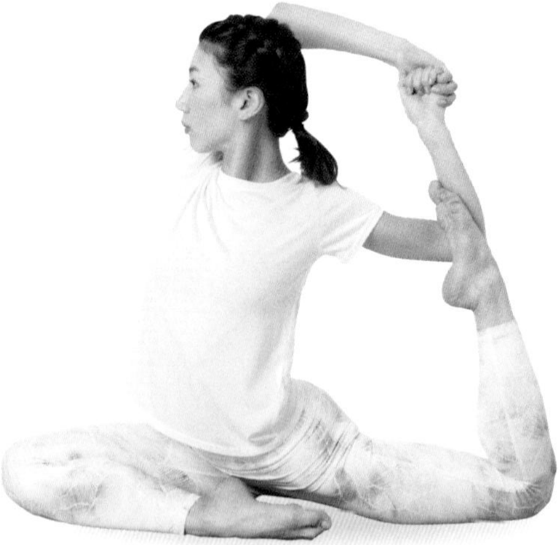

3

手在頭部後方牽在一起即完成動作。

NG

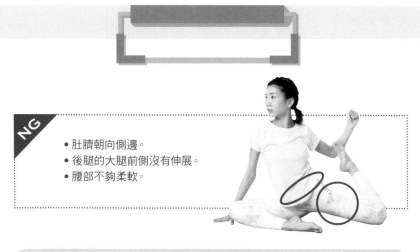

- 肚臍朝向側邊。
- 後腿的大腿前側沒有伸展。
- 腰部不夠柔軟。

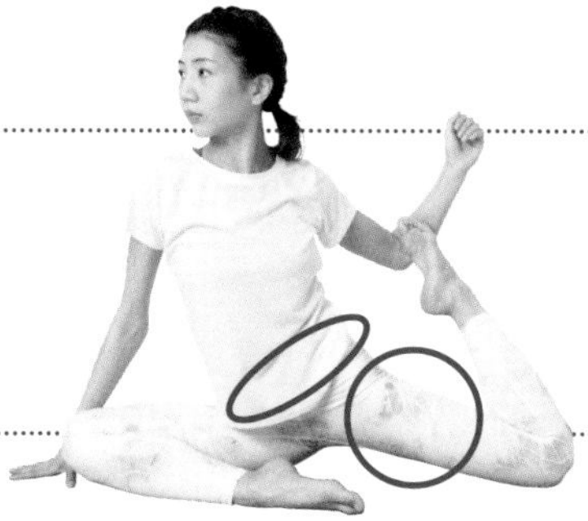

提高腰部柔軟度的練習

大口吸氣向上伸展、停留2秒，吐氣後放鬆，同時把恥骨往下壓。在不對腰部造成負擔的狀態下，上半身持續往上延伸（想像頭被往上拉的感覺）。

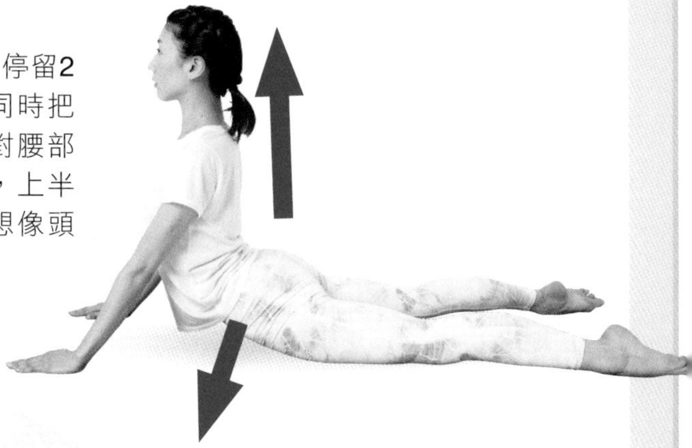

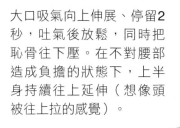

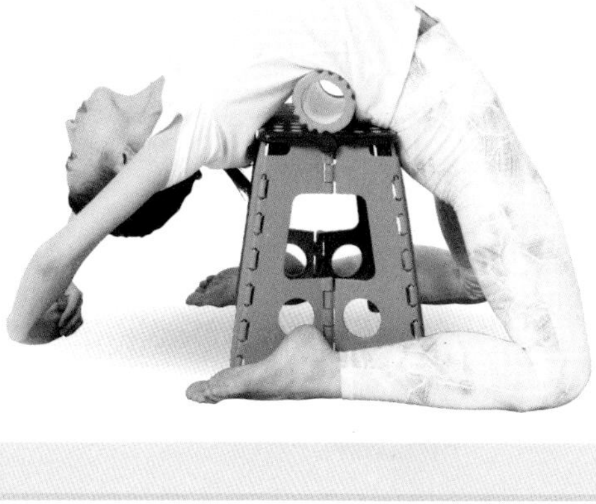

從照片裡的姿勢，稍微抬起上半身（2秒鐘），然後一口氣放鬆。如果手上能握一些重物增加重力，效果更佳。重量的強度可依個人能力變更。

難易度

★★★★★
★★★★★

貝爾曼式（Biellmann）

從手臂到腳尖把全身部位伸展至最大極限的姿勢。除了放鬆全身之外，穩定各個關節的肌力也不可或缺。

目標 **能夠在前後劈腿的狀態下，讓上半身後仰。**

高級目標 **能夠兩手抓住抬起的腿。**

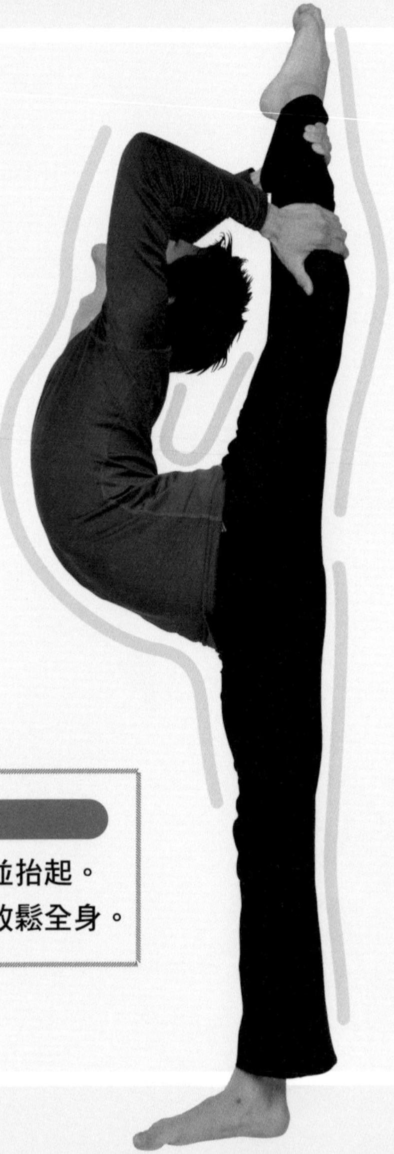

重點

- 確實抓住腿並抬起。
- 毫無遺漏地放鬆全身。

貝爾曼式是花式滑冰中經常看到的姿勢。這在啦啦隊的項目裡，被稱為「蠍姿（scorpion）」。是能夠確實完成鴿式後，應該要挑戰的最大難關。

因此，要達成前一項鴿式的高級目標後再進行練習。與鴿式相比，貝爾曼式更需要背部與肩膀的強力伸展。上半身面對正前方，兩手能從上方繞到背後。目標是頭部可以碰到腳底。練習方法依序介紹如下：

STEP1

1

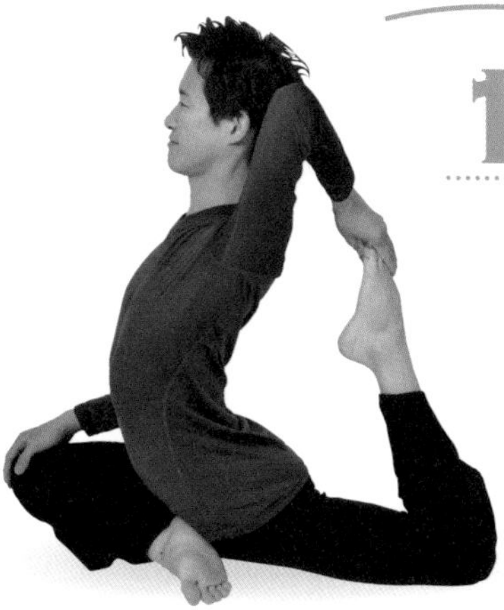

與後腿同側的手臂從上方繞到背後。如果伸不到背後，可以運用彈力帶。

2

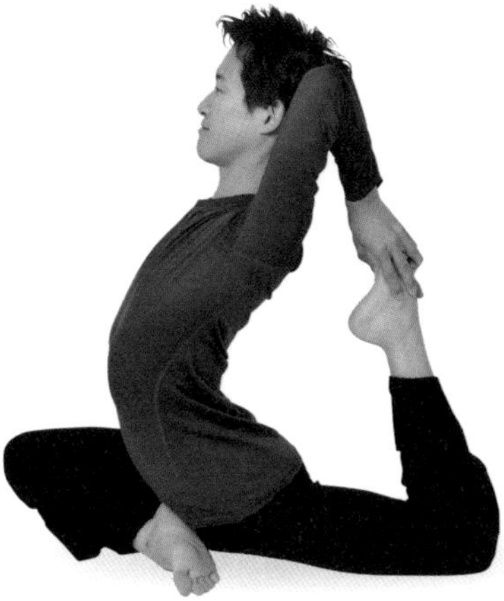

兩手從上方繞到背後抓住腳。

3

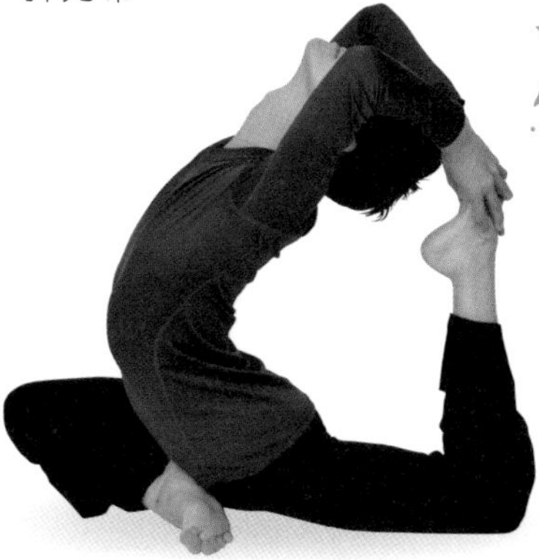

腳底靠近頭部時，鴿式就完成了。

4

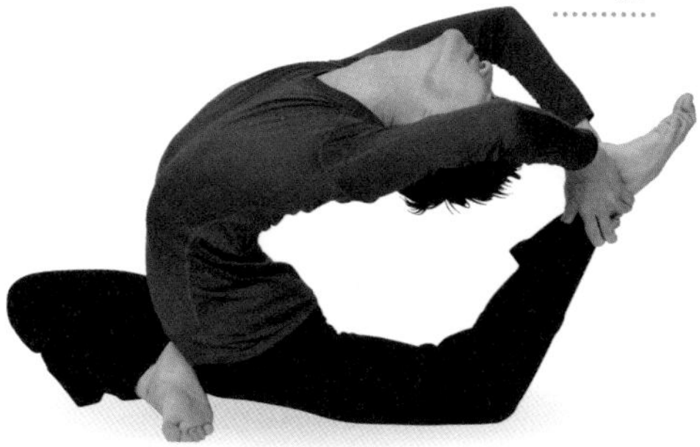

若還有餘力，抓住腳踝，把後腿的膝蓋一點一點地伸展。

下一個階段，就是在地板上做貝爾曼式。
若有輔助者，請輔助者從下方支撐背部。

STEP2

1

在前後劈腿的狀態下，彎起後腿的膝蓋，單手從上方抓住腳尖（由於是不穩定的姿勢，所以可以用另一手撐住身體）。

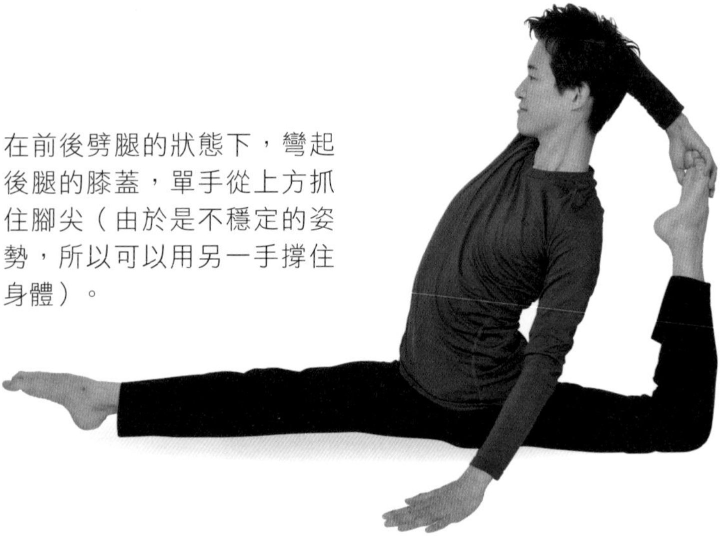

2

抓住腳踝，慢慢伸直膝蓋。

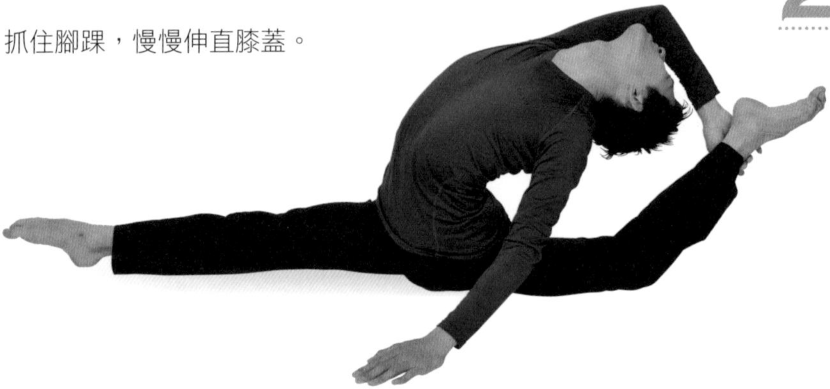

3

抓住腳的手慢慢靠近膝蓋，膝蓋更進一步伸展。

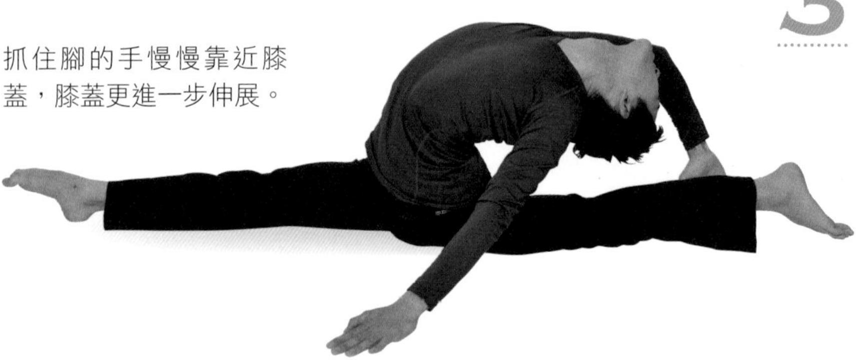

終於要站著練習了！

1 用與抬起腳同側的手握住腳（這個握法雖然輕鬆，但無法把腳舉高）。

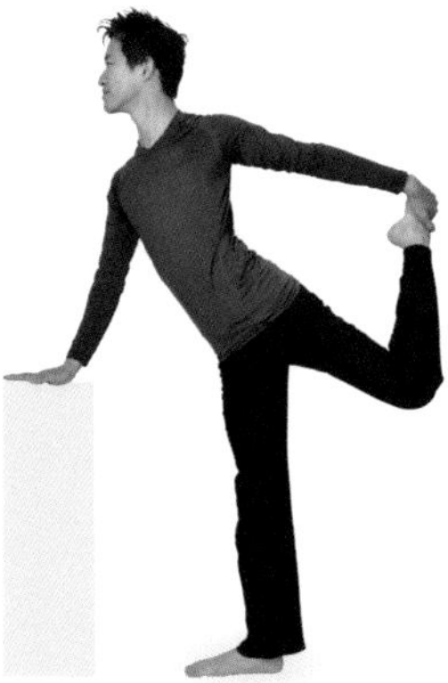

2 用與抬起腳同側的手從上方繞到背後握住腳（用這個握法練習把腳舉高）。

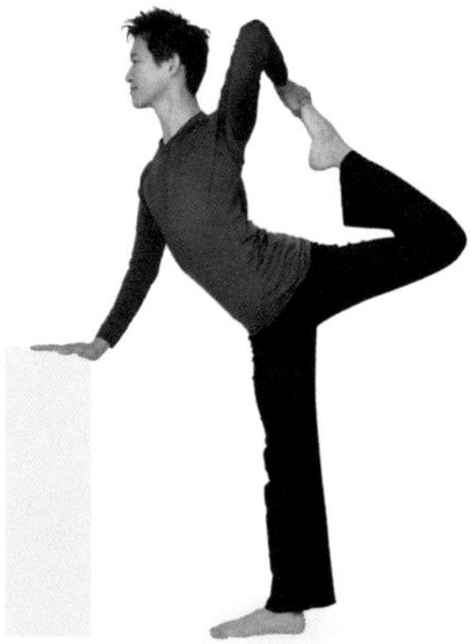

3 用與抬起腳相反一側的手抓住腳尖。腳會來到身體的正後方。

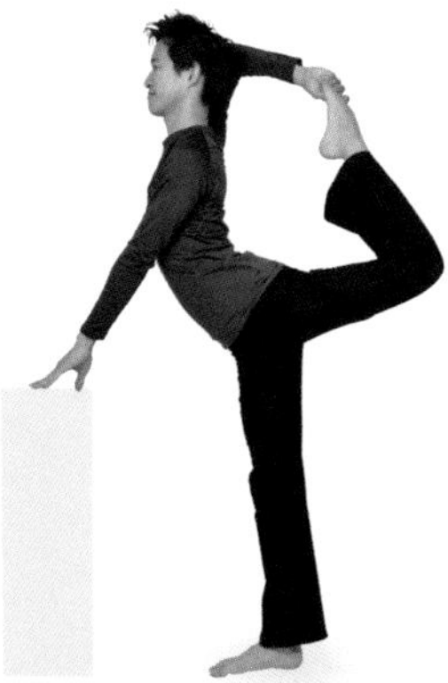

4 用兩手抓住腳，動作完成。

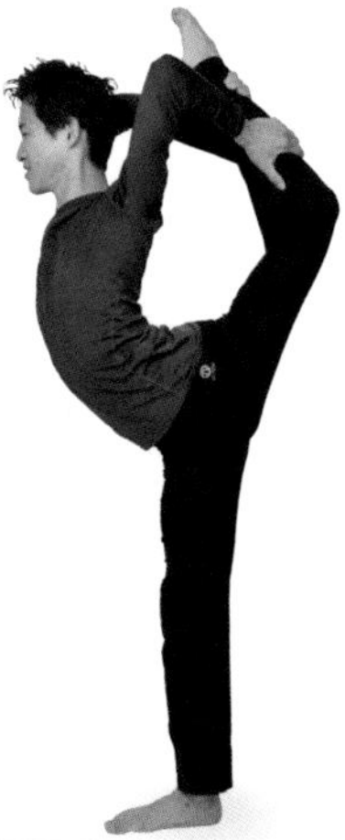

5 抓的位置從腳漸漸往膝蓋靠近的同時，慢慢伸直膝蓋。

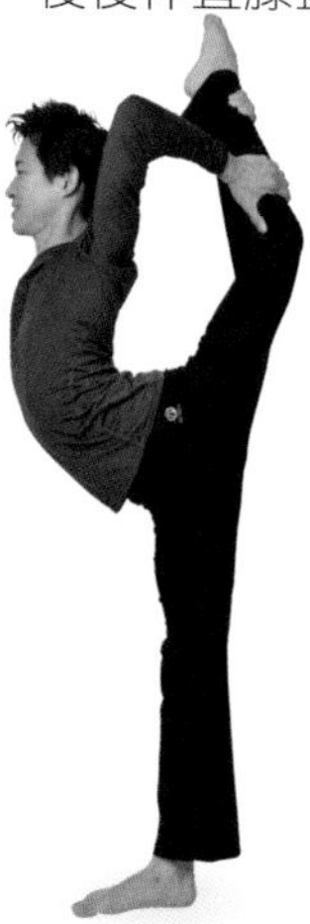

6 膝蓋伸得愈直，姿勢就愈美。

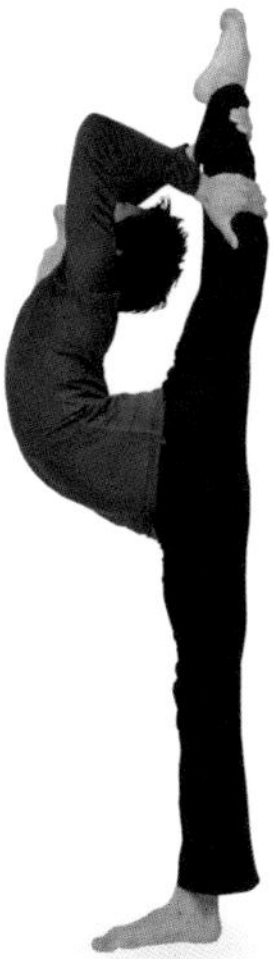

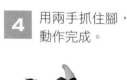

Q「做伸展運動能變瘦嗎？」

A 伸展運動本身並沒有瘦身的效果。因為一般認為「肌肉的柔軟度與基礎代謝率不具關係」。

不過，雖然沒有直接的瘦身效果，但伸展運動會讓各個關節的可動範圍變大，身體更容易活動，動作就會變大。因此，就算沒有太刻意，平日的運動量也會自然而然變大、代謝增加，所以變瘦這個附帶效果是可以期待的。

而且，本書的腦科學途徑包含了肌力訓練的部份（PNF的訓練法也是有實證的）。本書的目的是伸展，施力時間只有2秒鐘，不會讓肌肉過大，但多少具備強化肌力的效果，所以會提高基礎代謝率，可說是有會瘦身效果的。

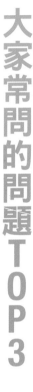

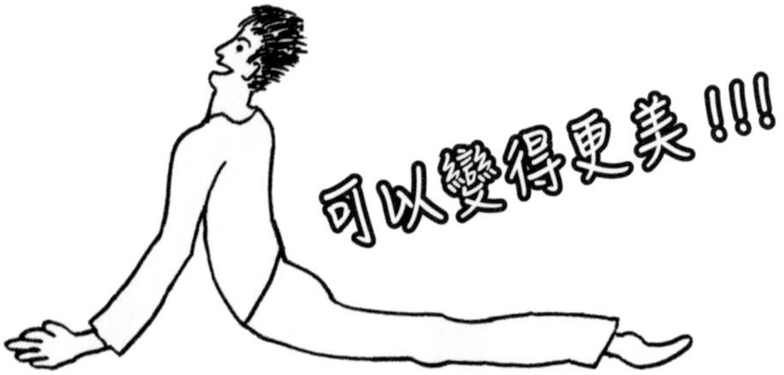

Q 運動前伸展和運動後伸展，什麼時候進行效果更好？

A 運動前後的伸展，目的各不相同。運動前伸展的目的是為了防止受傷、提升運動表現，而運動後伸展的目的則在於消除疲勞、提高柔軟度。

本書的讀者應該主要是對提升柔軟度有興趣，所以請以運動後的伸展為重點進行練習。

若是運動前很用心地做了伸展，但運動後幾乎都不做，那就太可惜了。

在運動前簡短地進行可以鬆弛、暖和身體的動態伸展；在進行讓身體暖和起來的運動後，為了提高柔軟度，好好進行極速伸展，只要改變時間的分配，在提高柔軟度上應該就會有很大的變化。

Q 做靜態伸展的時間愈久愈好嗎？

A 就算長時間維持同樣的姿勢，效果也不會有太大的差別。

進行靜態伸展時，在自我極限的點上緩緩呼吸，維持三十秒左右，透過神經腱梭的作用，就能達到放鬆肌肉、提高柔軟度的效果。

不過，據說透過腱梭作用提高柔軟度的效果，即使超過三十秒以上也不會有什麼不同。因此，比起一次進行長時間的動作，把三十秒分為數次進行反而更有效。

因此，與其做一組維持180秒的劈腿，不如做兩組12秒腦科學途徑+30秒筋膜途徑+維持30秒（包含變換姿勢的時間共計90秒）的練習。

養成伸展的習慣

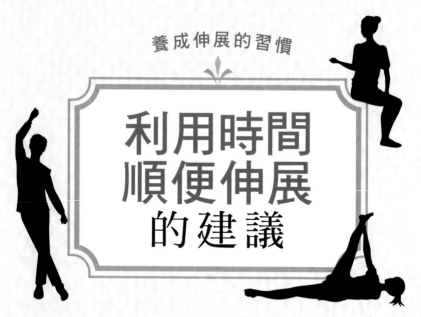

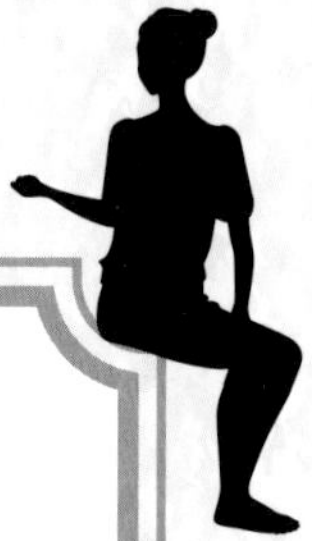

利用時間順便伸展的建議

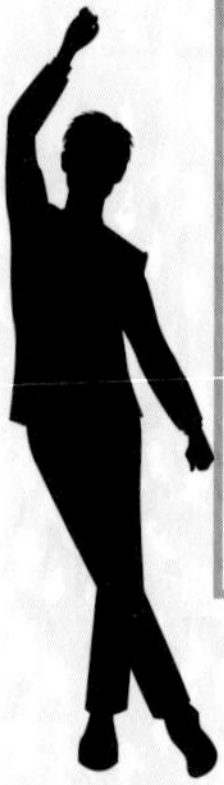

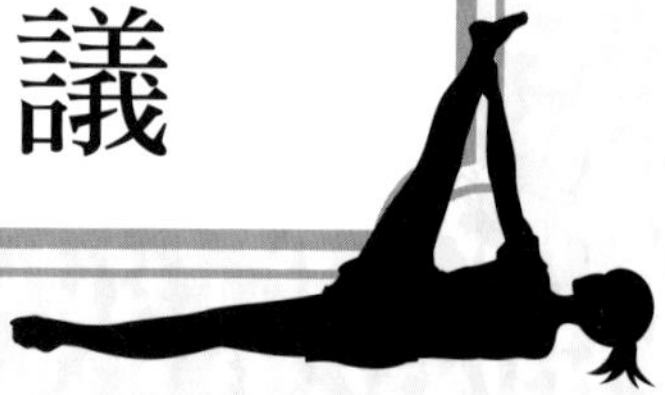

不刷牙就睡覺，應該會讓人覺得有種說不上來但就是哪裡不舒服的感覺。

同樣地，希望各位也能養成伸展的習慣，習慣到甚至讓你覺得不做伸展運動直接睡覺就渾身不舒服。

偶爾會有一些人告訴我，「我每天都很努力在做伸展運動」。這是值得開心的事，而且持之以恆很值得讚揚。

不過，你應該不會覺得自己是「每天都努力刷牙」吧。因為努力這個說法背後，包含了「忍耐、拚命」的意思。

因此，希望各位的目標，不僅是訂在每天持續而已，還能夠在不用刻意努力的狀態下，無意識地活動身體，讓它變成一種習慣。就好像在看電視的時候，不知不覺就看了影片……回過神來才發現自己又在做伸展運動了，若能達到這樣的境界最為理想。

但話說回來，在養成新習慣之前，堅持不懈地持續運動還是必須的。

可是，如果每天都要確實挪出時間來做伸展運動，門檻會變得有點太高。相信各位過去也都有過經驗，就算每天只花三分鐘，新的行動就是很難持之以恆。

因此要推薦給大家，在平日一定會做的動作中，再加上伸展運動的「順便伸展」。接下來介紹幾個在看似平凡無奇的生活習慣中加上伸展運動的提議。

例如，能夠一邊刷牙一邊做的伸展運動就有很多。「頸部側倒，伸展頸部的側邊」、「身體側倒，伸展體側」、「扭轉身體，伸展體側」、「上半身後仰，背部後彎」、「把腳放在椅子上，伸展大腿內側」、「用高爾夫球按摩腳底」等。

這樣一想，能建立在平日習慣上的伸展運動就不勝枚舉：「一邊做橫劈腿一邊看電視」、「洗澡時按摩腳」、「洗碗時踩青竹踏板按摩腳底」、「如廁時抓住腳尖伸展腿部」等。

我自己有時候晚上也會把腳掛在牆壁上，在Y字狀態下睡著。

在家裡

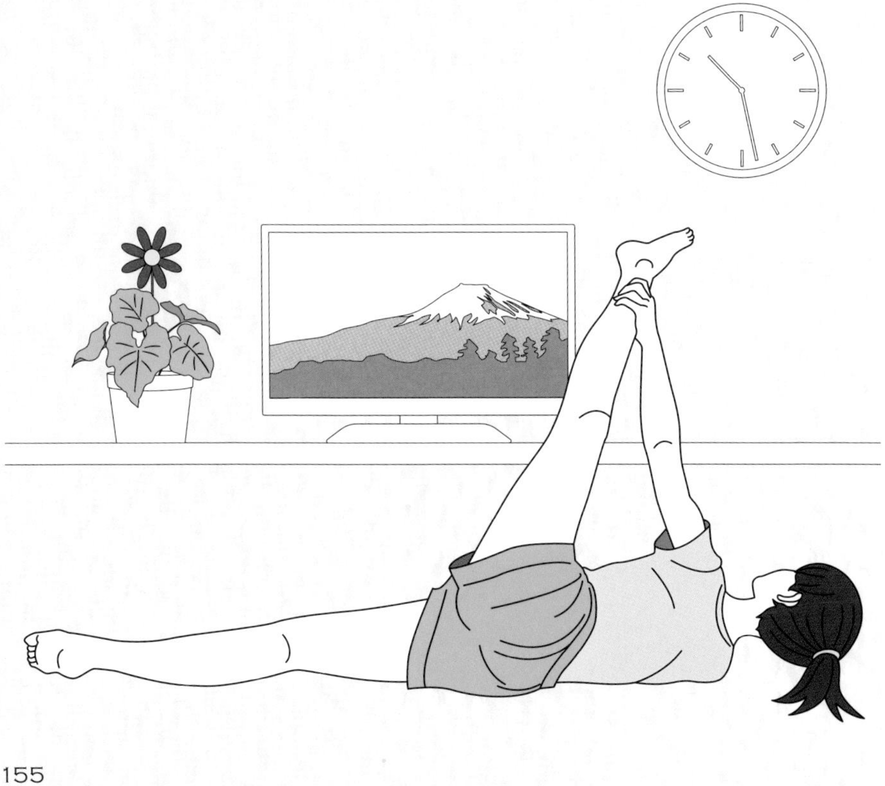

即便坐著的時間很長，周遭人也很多，也還是有機會在不引人注目的情況下進行伸展。不但可以轉換心情，還能提高專注力，讓工作或學習都更有效率，有很多讓人開心的效果。

接下來是就算坐在椅子上工作或唸書時，也能進行的伸展運動範例。

◎活動肩胛骨（展開、緊閉、抬起、放下等）
◎伸展腳尖、小腿肚
◎抬起放下腳尖
◎轉身時扭轉上半身
◎一腳放在另一腳的膝蓋上，身體側倒
◎放鬆前臂

也有一些伸展運動是在搭乘火車或巴士移動期間可以做的。很多人在移動時，大

在辦公室·學校

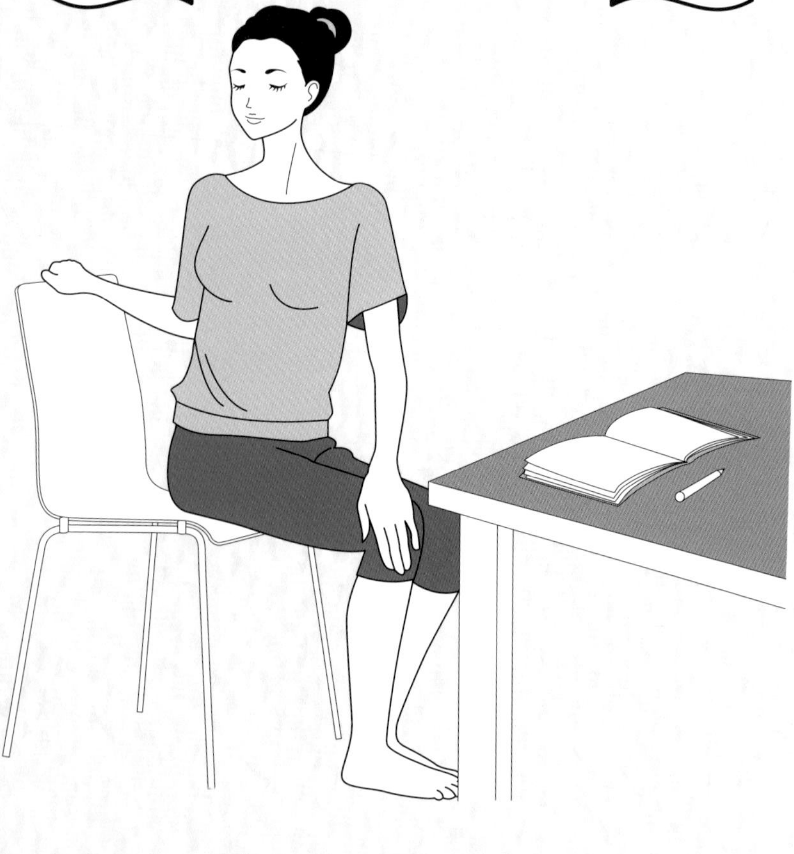

多時間都在看手機或是看書，不妨試試加上一些能夠悄悄進行的伸展運動吧！

◎抓住吊環，感覺像把身體懸吊在吊環上一樣。試著進行看看就可以感覺到，車子開始行駛的時候，與行進方向相反的體側會一口氣伸展開來。請悄悄地、低調地進行，以免被誤以為是沒禮貌的人。

◎抬起腳尖壓在門上，伸展從腳底到小腿肚，還有膝蓋後側的部分。

◎若是坐在座位上，可以在臀部底下放進一個按摩球，放鬆臀部。

請千萬不要駝著背一心沈浸在智慧型手機的世界裡。

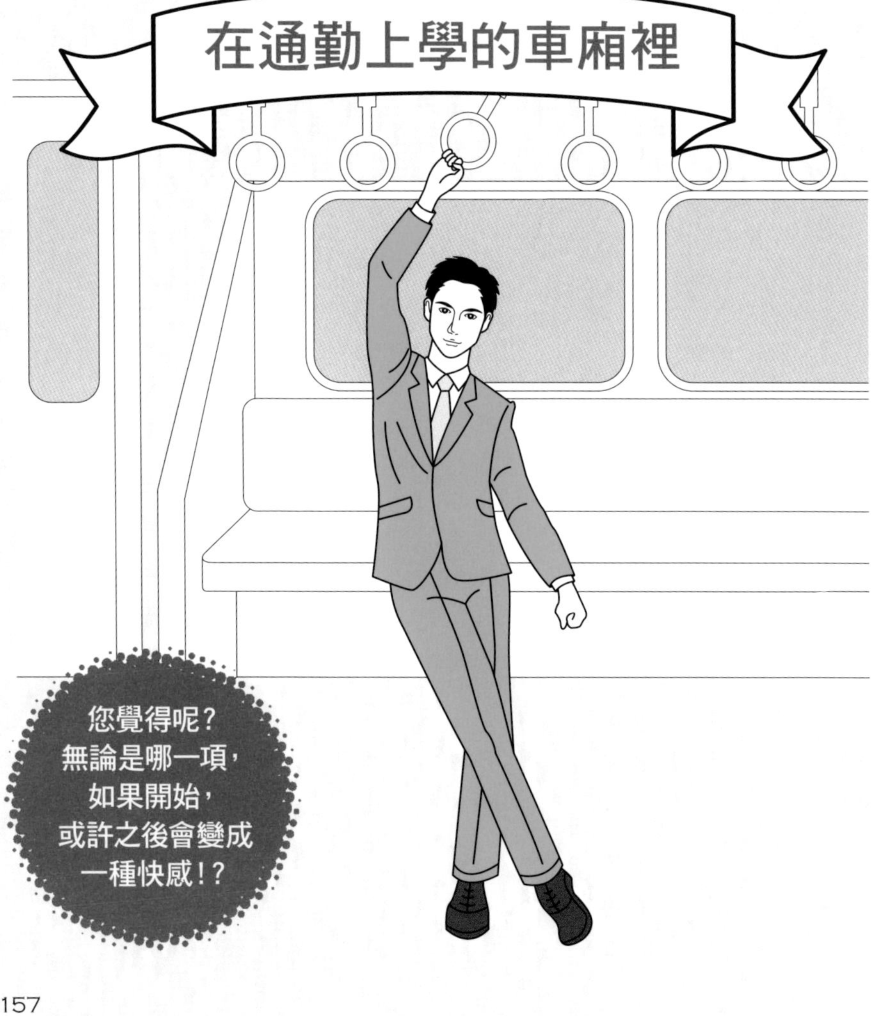
在通勤上學的車廂裡
您覺得呢？
無論是哪一項，
如果開始，
或許之後會變成
一種快感！？

結語

伸展運動沒有捷徑

「學問之路沒有捷徑」是句老生常談，但不僅是學問，這句話也適用於任何事。

當然，伸展運動也一樣沒有捷徑。我們不會因為喝了醋身體就變得柔軟，也沒有吃了身體就會變軟的維他命。重要的是要每天孜孜不倦地持續下去。

各位或許曾挑戰過肌力訓練或減肥，但最後卻挫折收場。因為這些都無法立即感受到效果，所以很多案例都是在養成習慣、成果顯現之前就已經先放棄了。

在這一點上來說，極速伸展立即就能讓人感受到效果。若能感受到效果自然就會覺得開心，持續下去也不再是一種痛苦。只要能夠持續下去，就能得到效果，伸展運動自然就能成為你的習慣。

每個人想要投入伸展運動的目的各有不同，若本書能夠成為一個契機，讓你消除害怕或討厭伸展運動的心情，幫助你在感興趣的運動領域裡有更好的表現，我將

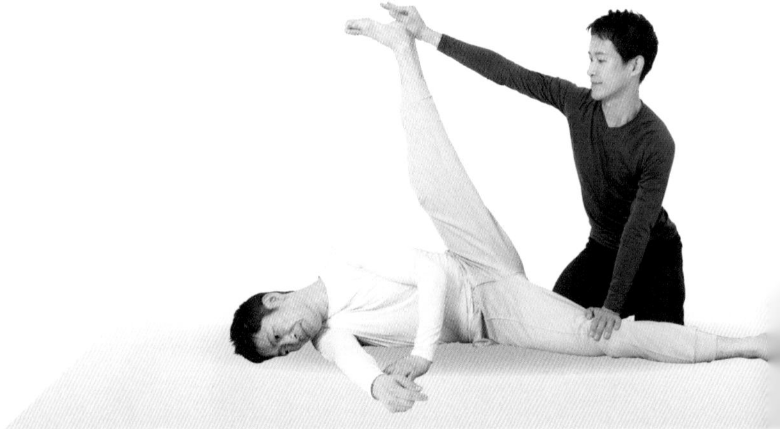

感到無比幸福。

這是我的第一本書。除了示範人員、體驗人員外，還有攝影、化妝、造型、設計、校對等，在各方人士的大力支持下本書才得以問世，我要對此致上最高的謝意。

尤其，更要藉此機會由衷感謝，kanki 出版編輯部的庄子鍊先生採用了這個企劃，villa body 的早田孝司先生從出版企劃階段一直到執筆為止都給予全面的協助，還有水平攤開筆記本的中村社長傳授我許多關於廣開本裝訂的知識。

我每天都在全日本進行指導，所以期待有一天能在某處直接與各位相會。

最後要用一句能讓人提振精神的、我的口頭禪來總結。

一天1公釐、一年36.5公分

感謝各位一直讀到最後。

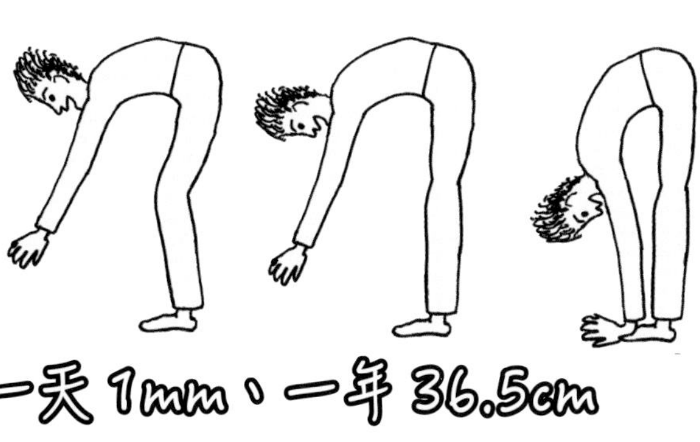

國家圖書館出版品預行編目 (CIP) 資料

世界最快有效的伸展運動 3.0：腦科學＋筋膜放鬆，僵硬的身體馬上就能變柔軟 / 村山巧著；陳光棻譯. -- 初版. -- 臺北市：如果出版：大雁出版基地發行，2020.03
面； 公分
譯自：自分史上最高の柔軟性が手に入るストレッチ
ISBN 978-957-8567-48-1(平裝)

1. 運動健康 2. 放鬆運動

411.711　　　　109002164

世界最快有效的伸展運動 3.0：
腦科學＋筋膜放鬆，僵硬的身體馬上就能變柔軟

自分史上最高の柔軟性が手に入るストレッチ

作　　者——村山巧
譯　　者——陳光棻
封面設計——呂德芬
內文審訂——謝佳珈
責任編輯——張海靜、余一霞
行銷業務——郭其彬、王綬晨、邱紹溢
行銷企劃——曾曉玲
副總編輯——張海靜
總 編 輯——王思迅
發 行 人——蘇拾平
出　　版——如果出版
發　　行——大雁出版基地
地　　址——台北市松山區復興北路 333 號 11 樓之 4
電　　話——02-2718-2001
傳　　真——02-2718-1258
讀者傳真服務——02-2718-1258
讀者服務信箱——andbooks@andbooks.com.tw
劃撥帳號——19983379
戶　　名——大雁文化事業股份有限公司
出版日期——2020 年 3 月初版
定　　價——380 元
I S B N——978-957-8567-48-1

歡迎光臨大雁出版基地官網
www.andbooks.com.tw
訂閱電子報並填寫回函卡